LA GOUTTE

ET

LES EAUX MINÉRALES.

LA GOUTTE ET LES EAUX MINÉRALES,

PAR

J. QUISSAC,

Professeur-Agrégé à la Faculté de Médecine de Montpellier,

Conservateur du Musée Anatomique,

Membre du Conseil d'Hygiène et de Salubrité du Département de l'Hérault.

PARIS,
J.-B. BAILLÈRE ET FILS,
RUE HAUTEFEUILLE, 19.

MONTPELLIER,
COULET,
GRAND'RUE, 5.

1865.

EN VENTE

CHEZ LES MÊMES LIBRAIRES, ET PAR LE MÊME AUTEUR.

De la Doctrine des Éléments morbides et de son application à la Médecine pratique, 1857; 2e édition, revue et considérablement augmentée. 2 vol. grand in-8o. — PRIX.. 13 fr.

De l'abus des Bains de Mer, de leur danger, des cas où ils conviennent. 1853. 1 vol. in-8o. — PRIX...... 2 fr. 50 c.

Montpellier. — Typographie de P. Grollier, rue des Tondeurs, 9.

La goutte est un ennemi avec lequel il faut savoir vivre.

C'est presque un axiome généralement connu des médecins et que n'ignorent pas la plupart des malades.

Et cependant c'est un ennemi si peu commode, qu'on cherche souvent à s'en débarrasser, n'importe le moyen, n'importe le danger qu'il peut faire courir.

Les uns ont recours aux charlatans, aux remèdes secrets, aux prétendus spécifiques; les autres vont aux Eaux.....

On en revient, — et l'ennemi, qui, la veille encore, était dehors, fait déjà ses dispositions au cœur de la place.

Quels sont les dangers des eaux minérales dans la goutte, quels sont leurs avantages? Telle est la question qui nous semble mériter quelque attention, et que nous allons tâcher de résoudre.

Quant aux charlatans, aux remèdes secrets, aux prétendus spécifiques, qui font chaque jour tant de victimes, nous n'avons pas à nous en occuper. Nous dirons seulement que nos gouvernants devraient être plus sévères.

LA GOUTTE

ET

LES EAUX MINÉRALES.

§ Ier

VICHY EN 1835 ; — LE Dr PRUNELLE ET LE Dr PETIT.

C'était un spectacle bien singulier que celui que présentait Vichy vers 1835 et les années suivantes.

A Vichy se trouvaient deux médecins qui, pour l'usage de ces eaux dans la goutte, étaient dans l'opposition la plus formelle.

Ces deux médecins étaient : le Dr Prunelle, inspecteur, et le Dr Petit, sous-inspecteur.

Les malades goutteux qui se rendaient à cet établissement thermal tenaient, comme de raison, à consulter ceux qui en avaient la direction, et tout aussitôt leur embarras devenait extrême.

Le Dr Prunelle disait : Buvez de l'eau et ne vous baignez pas. Le Dr Petit répondait : Buvez de l'eau et baignez-vous.

C'était toujours l'histoire d'Hippocrate qui dit oui, tandis que Galien dit non.

Il y aurait eu certainement de quoi rire aux dépens de la science, si la santé des malades n'eût pas été en jeu.

Pourquoi, chez ces médecins, deux manières de voir si opposées ? Y avait-il là cette contradiction malheureusement si commune chez les hommes de notre profession ? L'un ne disait-il non que parce que l'autre avait dit oui ?

Cette différence d'opinion tenait à la différence de leurs croyances médicales.

Le Dr Petit avait pour théorie que c'était un excès d'acide urique dans le sang qui était la cause de la diathèse goutteuse ; qu'il n'y avait, par conséquent, qu'à alcaliser le sang pour guérir la diathèse. — Il ne voyait aucun inconvénient à la guérison de la goutte.

Le Dr Prunelle soutenait, au contraire, et avec raison, que ce n'était pas l'excès d'acide urique dans le sang qui était la cause de la diathèse goutteuse ; que l'excès de cet acide n'était qu'un des produits, qu'un des effets de la diathèse ; que c'était donc en vain que l'on s'attaquerait à cet effet, puisque la cause subsisterait toujours.

Il considérait la guérison de la goutte par ces

eaux comme dangereuse; il ne pouvait en résulter, d'après lui, que des maladies fort graves.

—

Les médecins actuels, soit de Vichy, soit d'ailleurs, continuent, par rapport à ces eaux, les traditions du Dr Prunelle et du Dr Petit : les uns proscrivant les bains et conseillant seulement l'eau en boisson, les autres conseillant et les bains et l'eau à l'intérieur.

—

Mais ce n'est pas seulement à Vichy que se rendent les individus atteints de la goutte. Il n'est peut-être pas d'établissement d'eau minérale où il n'y ait un nombre plus ou moins considérable de sujets tourmentés de cette affection.

Les uns sont atteints de la goutte externe plus ou moins régulière; les autres sont en proie à une goutte, soit rentrée ou métastatique, soit larvée ou masquée, existant sous la forme de maladies on ne peut plus diverses.

Quelle peut être l'influence des eaux de Vichy ou autres eaux minérales sur la goutte quelles que soient les conditions sous lesquelles elle se montre? Telle est la question qui va nous occuper; son importance n'est pas douteuse.

Mais auparavant nous avons besoin de jeter un

coup d'œil sur la goutte elle-même, par rapport à son siége, par rapport à la forme qu'elle prend, par rapport à certaines circonstances qui précèdent ou accompagnent son développement.

§ II.

DÉFINITION DE LA GOUTTE. — GOUTTE EXTERNE.

Et d'abord, qu'est-ce que la goutte?

Nous laissons de côté les opinions plus ou moins erronées qui ont été émises à ce sujet, et nous disons que la goutte est une diathèse [1] qui donne lieu à des mouvements fluxionnaires qui se portent de préférence sur les petites articulations, et notamment sur les articulations des doigts et des orteils, du gros orteil surtout avec le premier métacarpien.

Lorsque les douleurs attaquent les articulations des doigts et des orteils, même d'une manière fu-

1 *Diathèse :* état morbide général ordinairement de longue durée, souvent permanent, qui a la propriété de *pouvoir rester à l'état latent*, de *pouvoir revenir à l'état latent.*

La diathèse repose, par-dessus tout, sur une modification morbide du dynamisme vital. Elle domine et les liquides et les solides.

gace, on peut être certain qu'il y a là de la goutte. C'est le véritable thermomètre de cette affection.

Mais la goutte ne se borne pas à ces articulations, puisque toutes les autres, soit petites, soit grandes, peuvent en être atteintes.

La goutte peut affecter les muscles, et notamment le sacro-spinal à son origine, les muscles du pied, de la jambe, de la cuisse, de la mâchoire, etc.

La goutte n'est point rare sur le nerf sciatique, sur le nerf crural; — et la névralgie faciale, la migraine sont bien souvent sous sa dépendance.

Les douleurs nerveuses de la mamelle et du testicule appartiennent quelquefois à la goutte.

—

Nous devons rapporter encore à la goutte externe diverses maladies des yeux, telles que certaines ophthalmies, — certains glaucomes, — et notamment l'amaurose, qui la reconnaît si souvent pour cause.

Nous lui attribuerons encore certaines douleurs des gencives, des dents, ainsi que l'ébranlement et la carie de ces ostéites.

—

A la goutte externe appartiennent certaines épistaxis, — certains flux muqueux ou mucoso-séreux des fosses nasales, — la paralysie du nerf olfactif.

Les douleurs nerveuses de l'oreille, son inflammation, la surdité, reconnaissent maintes fois pour cause la goutte.

Les hémorrhoïdes sont fréquemment liées à la diathèse goutteuse ; c'est la manifestation qu'elle a choisie.

L'angine, se prolongeant plus ou moins dans le larynx ou vers l'œsophage, est encore observée dans la goutte.

—

La blennorrhagie ne devient maintes fois chronique qu'en raison de l'existence de la diathèse goutteuse. L'irritation du canal par le virus blennorrhagique a été un point d'attraction pour la diathèse, qui a été d'autant plus apte à y porter une fluxion qu'il y a eu débilitation de l'économie par le traitement approprié à cette maladie.

On a vu un écoulement urétral alterner avec des douleurs de goutte au gros orteil.

Nul doute que la spermatorrhée ne puisse être liée à la même cause. La goutte portée sur les vésicules séminales y arrive escortée de l'irritation et de la faiblesse. Nous ferons connaître un cas fort curieux de ce genre.

L'engorgement du testicule est quelquefois le résultat de l'invasion du principe goutteux sur cet organe.

Cet engorgement a été principalement observé chez les goutteux qui avaient abusé des plaisirs vénériens, et surtout chez ceux qui avaient eu des orchites.

—

La gangrène sénile nous paraît devoir être rapportée généralement à la goutte. Nulle autre diathèse n'a la même affinité pour le système artériel, et nulle autre diathèse n'est aussi apte à amener dans les tuniques des vaisseaux de ce système le développement des plaques ostéiformes, qui se rencontrent à peu près constamment dans cette maladie.

—

La goutte attaque assez rarement la substance même des os ; elle se borne le plus souvent à couvrir leurs parties articulaires de concrétions tophacées. Cependant elle y détermine quelquefois la carie.

Nous avons vu un cas d'incurvation de la colonne vertébrale que nous ne pûmes qu'attribuer au principe goutteux, qui, porté sur le corps des vertèbres dorsales, avait causé leur ramollissement.

Il est un genre de lésion dépendant de la goutte que l'on observe maintes fois aux petites articulations des doigts et des orteils, c'est l'ankylose.

Cette lésion se rencontre aussi quelquefois aux grandes articulations, surtout à celles des membres inférieurs ; on l'a vue aussi, mais bien plus rarement, à la mâchoire. Le Conservatoire de la Faculté possède deux pièces de cette dernière espèce et plusieurs des premières.

Il est facile de se rendre raison du mode de formation de ces ankyloses.

La goutte ne se borne pas toujours aux parties qui constituent une articulation, elle frappe aussi quelquefois les muscles qui l'entourent. Elle détermine leur contraction spasmodique d'abord, et plus tard leur contracture, leur rétraction. L'immobilité de la jointure en est le résultat.

A cette immobilité, qui suffirait du reste pour produire l'ankylose, est jointe un certain degré d'irritation, de phlegmasie de l'articulation. Un épanchement de lymphe plastique en est d'abord le résultat. Cette lymphe plastique est bientôt convertie en cartilage, et dans ce cartilage s'interpose de la substance calcaire. Le tout est devenu osseux, les deux os n'en font plus qu'un. La goutte, en raison de son aptitude à produire des sels terreux, favorise d'ailleurs cette transformation.

Du reste, les concrétions tophacées qui se font soit aux alentours des articulations, soit dans les articulations même, deviennent aussi une cause d'ankylose et de déformation.

Nous rapportons encore à la goutte externe certains cas de flueurs blanches.

On a dit que la goutte était rare chez la femme. Cela est vrai, jusqu'à un certain point toutefois, s'il s'agit de la goutte régulière, de celle qui intéresse les articulations. Mais la diathèse goutteuse n'en est pas moins presque aussi commune chez la femme que chez l'homme, et la forme qu'elle prend chez elle ordinairement, ce sont les flueurs blanches.

Il est possible, avec tant soit peu d'attention, de reconnaître la nature goutteuse de ces flueurs blanches. Elles coïncident ou alternent avec des douleurs fugaces des articulations des doigts ou des orteils, et ce qui est tout aussi caractéristique, c'est que la goutte existe dans la famille.

La métrorrhagie, soit aiguë, soit chronique, est encore un symptôme fréquent de la goutte.

Ces deux formes de la goutte chez la femme ont généralement échappé à l'attention des observateurs; — et s'il n'en était pas ainsi, on ne trouverait pas écrit presque partout que cette affection est rare chez elle.

§ III.

GOUTTE INTERNE.

La goutte interne peut affecter tous les organes, prendre presque toutes les formes. Elle peut représenter une simple congestion ; — une phlegmasie aiguë ou chronique ; — un flux sanguin, — un flux séreux, — un flux muqueux ; — une maladie nerveuse, etc.

La goutte interne commence bien souvent par des coliques intestinales.

Il est quelquefois impossible de trouver la raison de ce lieu d'élection de la goutte ; il y a là une sympathie dont la raison nous échappe.

Mais, dans la plupart des cas, la cause de cette élection est évidente pour tout médecin qui prend un peu la peine de réfléchir. La cause en est dans l'emploi des purgatifs.

Il est bien reconnu, en effet, que la goutte a une grande tendance à abandonner les articulations et autres parties externes pour se porter à l'intérieur, sur le tube digestif de préférence. Or, si à cette tendance propre à la goutte vient s'ajouter celle que lui communiqueront les purgatifs, dont on est généralement si prodigue dans cette maladie, il est évident que cette métastase sera à peu près inévitable.

Les purgatifs, on le sait, déterminent une attraction non douteuse aux mouvements fluxionnaires sur le tube digestif, et c'est pour cela qu'on les emploie si souvent en thérapeutique.

Il est pourtant des médecins qui n'ont pas l'air de se douter des dangers des purgatifs dans la goutte. Ils se figurent, au contraire, qu'ils seront avantageux ; ils s'imaginent qu'ils porteront au dehors des matières qui contribuent à la provoquer ; ils s'imaginent même que l'humeur goutteuse sera expulsée avec les selles, comme si le principe goutteux n'avait pas une source inépuisable dans la diathèse. Les évacuations alvines ne durent qu'un instant, et la goutte s'arrête sur ce tube digestif, vers lequel elle a été entraînée.

Une suite grave de ces coliques arthritiques, c'est la paraplégie, heureusement assez rare.

—

Ce ne sont pas toujours des coliques nerveuses que détermine la goutte portée sur le tube digestif ; elle y produit quelquefois une irritation, une phlegmasie plus ou moins prononcée, tandis que d'autres fois c'est une diarrhée opiniâtre qui est le résultat de sa présence.

—

L'estomac est un organe bien souvent atteint par la goutte, quelquefois sans cause évidente; d'autres fois, à la suite de l'administration d'un purgatif, d'un vomitif. Des douleurs nerveuses, parfois atroces, accompagnées de vomissements spasmodiques, en sont le résultat.

Dans quelques cas la goutte, portée sur ce viscère, y détermine une irritation plus ou moins vive ou tout simplement une sorte de catarrhe.

La pyrosis ou fer chaud dépend fréquemment de la même affection.

—

L'œsophage n'est pas à l'abri de la goutte. Ce qu'elle occasionne ordinairement sur cette partie du tube digestif, c'est la disphagie ou difficulté de la déglutition.

—

Le foie est un aboutissant assez fréquent de la goutte portée à l'intérieur. La fluxion goutteuse a surtout de la tendance à se porter sur cet organe, lorsqu'elle avait pris la forme des hémorrhoïdes, et que, par telle ou telle raison, les hémorrhoïdes sont supprimées.

La goutte portée sur le foie y détermine des lésions diverses, telles que l'engorgement, l'hépatite aiguë et chronique.

Nous avons lieu de croire que cette affection n'est pas étrangère à la formation des productions calcaires que l'on trouve quelquefois dans cet organe, soit sous forme de calcul, soit sous toute autre forme. Elle paraît encore n'être pas étrangère à la formation des calculs biliaires eux-mêmes.

—

Il est un symptôme qui joue un très-grand rôle dans la goutte, c'est la dyspepsie ou dépravation des digestions. Elle joue un grand rôle, parce qu'elle empêche une des fonctions les plus importantes de l'économie, la nutrition.

Avec la dyspepsie plus d'appétit, ou bien, si l'appétit existe, les digestions se font mal, et par suite chylification incomplète et nutrition défectueuse.

De cette dyspepsie résulte la diminution des forces, et de la diminution des forces provient une activité plus grande de la diathèse, qui est de moins en moins bridée par ces forces.

La dyspepsie goutteuse ne se manifeste guère sous la seule sympathie d'une attaque de goutte articulaire ; elle est ordinairement le résultat de l'apparition de la goutte sur l'appareil digestif. La goutte a souvent disparu de cet appareil, et cependant elle y a laissé une sorte de torpeur qui paralyse les fonctions digestives.

La dyspepsie goutteuse est un symptôme d'autant plus fâcheux, que les malades qui en sont atteints ne songent qu'à l'usage des purgatifs, qu'ils considèrent comme surtout aptes à la faire disparaître. Et cependant ces purgatifs sont tout ce qui peut leur être le plus nuisible, attendu qu'ils attirent de plus en plus la goutte sur cet appareil digestif, dont il faudrait, au contraire, l'éloigner.

Ce ne sont pas même des purgatifs doux dont les malades font usage dans cette circonstance, ils les jugent insuffisants; c'est aux drastiques qu'ils ont souvent recours.

Il ne faut pas être alors surpris si la dyspepsie, au lieu de diminuer, augmente, et si l'économie éprouve une détérioration de plus en plus profonde.

Nous devons signaler, en outre, que les drastiques exercent par eux-mêmes, indépendamment de leur attraction sur le principe goutteux, une action débilitante sur les voies digestives, ce qui ne peut que rendre la dyspepsie de plus en plus grave et de plus en plus opiniâtre.

Le choléra-morbus n'est point rare chez les goutteux, soit quand la maladie fait sa première invasion sur le tube digestif, soit lorsqu'elle y est déjà ancienne.

Ce fut le choléra-morbus goutteux qui emporta Sydenham.

—

Les reins sont maintes fois visités par la goutte devenue interne. Elle y détermine des douleurs nerveuses; elle y devient la cause de la néphrite, soit aiguë, soit chronique.

D'après le professeur Trousseau, la maladie de Bright est souvent sous la dépendance de cette affection.

Le diabétès est, à notre avis, dans la plupart des cas du moins, dû à la même diathèse.

Mais avant de nous expliquer à ce sujet, voyons ce qu'on pense généralement de cette maladie.

Quand le diabétès n'est pas sucré, on daigne à peine s'en occuper; c'est une maladie sans importance; c'est à peine si on daigne la mentionner.

Mais quand le diabétès est sucré, les imaginations s'éveillent, et des théories diverses sont mises en avant. Il y a la théorie de M. Bouchardat, celle de M. Mialhe, celle de M. L. Figuier, celle de M. Alvarez Reynoso, celle de M. C. Bernard, etc.

D'après la théorie de M. C. Bernard, c'est dans

le foie que se fait le sucre, et la conséquence qu'on en tire, c'est que c'est du foie ou plutôt du sucre seul qu'il y a à s'occuper dans le traitement.

Cependant nous devons, avant tout, constater que ce n'est pas au foie que l'on peut rapporter l'exagération de la quantité de l'urine; ce n'est pas, en effet, à cette glande qu'est dévolue la fonction de cette sécrétion.

Le foie n'entrerait donc dans le diabétès que pour la production du sucre.

Mais, au lieu de faire de cette production du sucre la question principale du diabétès sucré, pourquoi ne pas tenir plus de compte de l'état particulier de l'organe qui amène cette sécrétion anormale et des conditions qui l'ont amenée?

Est-ce que, dans le cas de fluides sécrétés, à l'état morbide, par une autre glande, ou par une muqueuse, ou par une séreuse, on ne s'occupe que de la qualité de ces fluides pour établir le traitement? On cherche à reconnaître la maladie de l'organe sécréteur; et alors on constate l'existence, soit d'une irritation, soit d'une phlegmasie, soit d'une névrose, et au-dessus de cette maladie on aperçoit telle affection, telle diathèse. Le traitement est dirigé en conséquence.

On ne s'occupe que d'une chose, c'est de prescrire au malade un régime alimentaire que l'on suppose le moins capable de fournir des matériaux à la production du sucre.

Et cependant, malgré ce régime alimentaire qui semble le plus opposé à cette production, il y en a encore, et il y en a quelquefois tout autant que lorsque le régime semble le plus capable de la favoriser.

Nous avons vu un homme qui, pendant six mois, n'a guère été nourri qu'avec de la viande, qui s'abstenait totalement de pain et autres aliments féculents, et dont les urines très-abondantes contenaient tout autant de sucre que lorsqu'il faisait usage d'un régime ordinaire.

Ce n'est donc pas dans ce régime alimentaire, qui tourmente tant quelquefois les malades, qu'il faut par-dessus tout placer le traitement du diabétès sucré.

Mais quel est enfin cet état anormal du foie qui donne lieu à la production du sucre? Le professeur Trousseau nous dit que M. Andral a toujours trouvé, dans les autopsies, le foie hypérémié; il nous dit que les physiologistes sont arrivés à constater le même fait.

S'il en est ainsi, pourquoi ne pas attaquer cette irritation par des moyens appropriés?

Il y a autre chose certainement que cette irritation du foie.

Ce qui domine dans le diabétès, à notre avis, c'est la diathèse goutteuse, sinon toujours, du moins le plus souvent.

La goutte s'est portée sur les reins, et elle y détermine une irritation dont le produit est un flux exagéré d'urine. Il se passe là un phénomène semblable à celui qu'on observe toutes les fois qu'un organe sécréteur éprouve une excitation anormale.

Et si, dans certains cas, l'urine est sucrée, il faut l'attribuer, en supposant toutefois que cela en soit la véritable cause, car on est loin d'être d'accord à ce sujet, à une excitation ou irritation *sympathique* du foie.

Ainsi, dans le diabétès sucré, il y aurait l'irritation sympathique du foie; — au-dessus de cette irritation du foie, celle des reins, évidemment plus prononcée; — et au-dessus de cette irritation des reins, la diathèse goutteuse qui l'a produite. Que l'on voie, après cela, s'il est bien logique de ne s'occuper que du régime alimentaire! Trois causes superposées dominent la production du sucre, et l'on n'en tient pas compte; c'est l'effet ultime qui absorbe toute la thérapeutique.

Nous ne voulons pas dire pour cela qu'il soit facile de guérir le diabétès par tel ou tel moyen; mais du moins faut-il s'occuper un peu plus des véritables indications, et ne pas fatiguer autant les malades par un régime alimentaire dont les résultats sont à peu près problématiques.

Ce qui nous fait attribuer le diabétès non sucré ou sucré à la goutte, c'est que tous les individus chez lesquels nous l'avons observé, étaient goutteux; c'est que la fin des diabétiques est celle que l'on observe ordinairement dans la goutte, c'est-à-dire l'apoplexie cérébrale.

Si, dans les autopsies, au lieu de porter toute son attention sur l'état du foie et sur l'analyse des diverses humeurs, on examinait plus attentivement les reins, on y trouverait très-probablement la raison de cette sécrétion exagérée d'urine. On verrait que leur volume est augmenté, que leur coloration n'est pas normale. Et si l'on remontait à la cause de cet état des reins; en un mot, à la nature de l'affection, on reconnaîtrait presque toujours, comme nous venons de le dire, l'existence de la diathèse goutteuse. Le traitement deviendrait alors inévitablement plus rationnel.

—

La gravelle est un symptôme assez fréquent de la goutte interne. C'est dans la composition du sang qui se rend aux reins, et par-dessus tout dans la diathèse qui a donné à ce sang les qualités anormales qu'il présente, qu'il faut en placer la cause.

—

Rien de commun comme l'invasion de la goutte sur la vessie.

C'est à la goutte qu'il faut attribuer la plupart des catarrhes de cet organe, et c'est dans l'opiniâtreté de cette diathèse qu'il faut reconnaître la difficulté de la guérison.

Encore si l'on pouvait, au moyen des dérivatifs cutanés, détourner la fluxion de la vessie, comme on la détourne de l'œil ou de la muqueuse bronchique, arriverait-on souvent à la guérison ; mais ce genre de moyens n'a pas ici le même succès.

Dans quelques cas, c'est la phlegmasie même de la vessie que détermine la goutte.

Portée sur le col de cet organe, la goutte peut occasionner la rétention d'urine.

C'est encore à la composition du sang qui se rend aux reins, chez les goutteux, qu'il faut attribuer la formation des calculs vésicaux.

La gravelle et les calculs vésicaux ne sont donc qu'un mode de manifestation de la goutte. Ils ne sauraient appartenir à toute autre diathèse.

—

Le cœur et ses enveloppes sont un aboutissant assez fréquent de la goutte.

Du côté du cœur, la maladie commence généralement par des palpitations, accompagnées d'une douleur plus ou moins incommode dans la région de cet organe. Ces palpitations, séparées, dans le principe, par des intervalles plus ou moins longs, finissent par devenir continues, et bientôt ce n'est pas à de simples palpitations nerveuses qu'on a affaire, mais bien à l'hypertrophie de l'organe, hypertrophie quelquefois simple, d'autres fois excentrique, d'autres fois même concentrique.

L'hypertrophie du cœur n'est pas spéciale à la goutte, elle peut appartenir aussi au rhumatisme ou à quelque autre diathèse ou affection.

Mais il n'en est pas de même du dépôt sur le cœur ou dans l'épaisseur de son tissu de matière calcaire.

Le Conservatoire de la Faculté contient un cœur sur lequel la zone tendineuse du côté gauche est comme convertie en un cercle osseux d'une largeur et d'une épaisseur notables.

Sur un autre cœur, les tendons et les colonnes charnues, du côté gauche également, sont recouverts de concrétions tophacées qui les font ressembler à des stalactites de la grosseur d'une plume à écrire.

Il n'y a guère réellement que la goutte qui puisse produire des lésions semblables. Une perturbation profonde des fonctions de l'organe doit en être la suite inévitable, surtout dans le dernier cas.

C'est encore à la goutte qu'il faut souvent attribuer la phlegmasie de la membrane interne du cœur et des gros vaisseaux.

La péricardite aiguë, chronique; l'hydro-péricarde, sont encore maintes fois sous la dépendance de la goutte.

—

L'anévrisme de la crosse de l'aorte est presque toujours dû à la goutte.

Que l'on examine cette portion de l'artère, et l'on verra que ses tuniques sont parsemées de concrétions calcaires. Il n'y a guère que la goutte qui puisse produire cette lésion.

Il y a, pour cet anévrisme, deux périodes bien distinctes : une première période où il n'y a encore que dilatation, mais dilatation qui peut être telle, que la crosse aortique présente presque le triple de son volume normal.

Cette augmentation de volume sans solution de continuité des tuniques artérielles est due très-probablement à ce que la goutte, en se fixant sur cette partie du vaisseau, a diminué sa vitalité, sa force de résistance à l'impulsion du sang.

Dans la deuxième période, les tuniques interne et moyenne sont rompues, et le sang, faisant effort sur la tunique externe ou celluleuse, s'en forme une poche qui, dans son augmentation progressive, déplace les organes voisins, errode les os, et vient enfin faire saillie au dehors.

Cette rupture des deux tuniques interne et moyenne pourrait bien être le résultat de l'effort du sang, mais ce n'en est pas la cause principale. La cause principale de cette rupture est due à la présence des concrétions calcaires, qui amènent tout autour d'elles la phlegmasie et le ramollissement de ces tuniques.

Le Conservatoire de la Faculté possède de fort belles pièces de l'anévrisme de la crosse de l'aorte à ces deux périodes.

—

Nous avons à peine besoin de dire que la goutte a une grande affinité pour les voies respiratoires.

Les diverses espèces de catarrhe pulmonaire de nature goutteuse sont fort communs.

On observe le catarrhe pulmonaire *sec* goutteux principalement chez les jeunes gens et les adultes. C'est chez les vieillards que l'on rencontre le catarrhe dit *pituiteux*, en raison de la grande quantité de mucosités filantes qu'il fournit.

Le catarrhe pulmonaire chronique avec engorgement de la muqueuse respiratoire, et donnant lieu par suite à une gêne plus ou moins notable de la respiration, ce qui constitue une espèce de l'asthme symptomatique, est souvent sous la dépendance de la goutte.

—

La goutte se portant sur le parenchyme pulmonaire peut déterminer une pneumonie aiguë, susceptible de passer à l'état chronique.

L'œdème du poumon est quelquefois le résultat de la goutte chez les individus dont la constitution est délabrée.

Une forme assez commune de la goutte, lorsqu'elle envahit l'appareil respiratoire, c'est l'asthme nerveux. L'apparition de cette maladie chez un individu qui n'a jamais présenté de symptôme de goutte, doit faire penser à l'existence de cette affection. Il est rare que, tôt ou tard, quelque autre symptôme ne vienne pas mieux éclairer la nature de la maladie.

L'hémoptysie est parfois de nature goutteuse. Nous avons connu plusieurs faits de cette sorte d'hémorrhagie. — Chez un de ces malades, l'hémoptysie brusquement arrêtée détermina une apoplexie pulmonaire.

—

La pleurésie n'est point rare chez les goutteux, soit à l'état aigu, soit à l'état chronique.

Il faut faire attention de ne pas confondre avec la pleurésie la pleurodynie, assez commune dans la goutte.

C'est chez les goutteux surtout que la pleurésie passée à l'état chronique laisse voir, à l'autopsie, la plèvre ne présentant qu'un plastron de matière comme osseuse.

Chez les individus de constitution délabrée, la goutte portée sur la plèvre engendre l'hydrothorax.

—

Y a-t-il une phthisie goutteuse? Elle est admise par Barthez. Mais Barthez vivait à une époque où l'on ne s'occupait que fort peu d'anatomie pathologique, et les beaux travaux de Laënnec n'avaient pas encore porté le jour sur cette sorte de chaos qui constituait les maladies de poitrine. La phthisie goutteuse de Barthez n'était probablement qu'un catarrhe pulmonaire chronique, accompagné de symptômes de consomption, comme on en voit de temps à autre; et ce qui peut servir à le prouver, c'est qu'il cite des guérisons de cette sorte de phthisie.

Cependant, dans le cas de tubercules crétacés, il est bien permis de penser que la goutte s'est jointe à la diathèse scrofuleuse pour donner à ces produits morbides le caractère particulier qu'ils présentent.

C'est à la goutte qu'il faut attribuer, à notre avis, l'angine de poitrine; et si nous la plaçons ici, c'est que son siége nous paraît être tout à la fois, dans l'appareil respiratoire et dans l'appareil circulatoire.

Le symptôme culminant de l'angine de poitrine, c'est la gêne de la respiration portée au plus haut degré, c'est la sensation de resserrement de la poitrine, symptôme accompagné de la fréquence extrême, de la petitesse du pouls. Nul doute pour nous que le diaphragme, que le plexus pulmonaire, que le système nerveux du cœur, ne soient alors étreints par le principe goutteux.

Nous attribuons l'angine de poitrine à la goutte, parce que les quelques cas de cette maladie que nous avons observés se sont présentés chez des goutteux.

Voici un fait dont nous avons été témoin, il n'y a pas encore bien longtemps :

« Un jeune homme de 25 ans, fortement cons-
» titué, garçon confiseur à Cette, après avoir été
» atteint de douleur à l'articulation du gros orteil
» avec le premier os du métatarse, qui passa plus
» tard à l'articulation tibio-tarsienne, et enfin au
» tendon d'Achille, du côté droit, vit, à la suite
» d'un bain pris à la mer, ces douleurs disparaître
» et être remplacées par la dyssenterie.

» Cette dyssenterie se prolongeant, le malade se
» rendit à Montpellier, et vint nous demander nos
» conseils.

» Nous prescrivîmes les moyens usités dans ces
» cas, savoir : la décoction blanche de Sydenham,
» les crèmes de riz, les demi-lavements émol-
» lients, etc.

» Les moyens propres à rappeler la goutte aux
» pieds avaient été inutiles.

» S'il ne s'était agi que d'une simple diarrhée,
» nous l'eussions respectée, en raison des circon-
» stances qui avaient précédé son développement ;
» c'eût été une dérivation naturelle au principe

» goutteux. Mais il n'en était pas ainsi, nous avions
» affaire à une véritable dyssenterie, accompagnée
» de tranchées, de fièvre, de dépérissement gra-
» duel de la constitution, nous devions en débar-
» rasser le malade.

» Après quelques jours de ce traitement, la
» dyssenterie était guérie sans que la goutte eût re-
» paru aux pieds, lorsque tout à coup, dans la
» nuit, le malade se plaint de ne pouvoir respirer:
» Un cercle de fer, dit-il, lui étreint la poitrine.
» La gêne de la respiration est extrême; le visage
» est pâle et profondément altéré; les extrémités
» sont presque froides; le pouls est à peine ap-
» préciable.

» Nous faisons placer un vésicatoire à chaque
» jambe; des cataplasmes sinapisés enveloppent
» les pieds; nous prescrivons, en outre, une po-
» tion antispasmodique (40 gouttes liqueur d'Hoff-
» mann, etc.).

» Malgré ces divers moyens, rapidement em-
» ployés, la respiration devient de plus en plus
» difficile; l'expression du visage est déchirante,
» le pouls filiforme, les extrémités sont froides.

» Le malade meurt six heures environ après
» l'invasion de l'angine de poitrine. »

Chez un maçon également goutteux, mais n'ayant pas eu depuis plusieurs mois de symptôme de goutte, l'angine de poitrine se montra avec la même forme après une exposition à un vent froid, le haut du corps ayant été débarrassé d'une partie des vêtements.

Les mêmes moyens furent employés, et, après plusieurs heures d'une angoisse inexprimable, une amélioration notable se manifesta à la suite de sueurs abondantes.

Dans ce cas, l'affection catarrhale avait mis en jeu la diathèse goutteuse.

Il est donc bien évident pour nous que la goutte est, sinon toujours, du moins dans la plupart des cas, la cause de l'angine de poitrine.

—

Les organes crâniens ne sont pas respectés, tant s'en faut, par la goutte.

La congestion cérébrale peut en être le résultat; elle se manifeste, tantôt sans cause connue, tantôt à la suite d'une cause provocatrice, telle que l'insolation, une émotion morale, un remède intempestif, etc.

L'aliénation mentale a pu être attribuée, dans diverses circonstances, à la goutte.

L'apoplexie cérébrale reconnaît souvent pour cause la goutte. C'est par là que finissent communément les sujets atteints de cette affection.

Or, les lésions par lesquelles se fait l'apoplexie cérébrale goutteuse sont loin d'être toujours les mêmes.

L'apoplexie goutteuse peut être symptomatique d'une maladie des artères cérébrales : du développement, dans l'épaisseur de leurs tuniques, de plaques ostéiformes.

Ces plaques sont des corps étrangers qui amènent autour d'elles, dans l'épaisseur des tuniques, de l'inflammation. Cette inflammation est suivie du ramollissement de ces tuniques, et enfin vient un moment où l'impulsion du sang détermine leur rupture, suivie instantanément d'un épanchement de sang qui amène tous les symptômes d'une apoplexie ordinairement foudroyante.

Le musée de la Faculté contient une pièce de ce genre. Les artères cérébrales sont semées de plaques ostéiformes, espacées comme les grains d'un chapelet. Une rupture fut reconnue au point où s'était fait l'épanchement sanguin.

La goutte peut déterminer une apoplexie qui se présentera sous la forme d'une apoplexie nerveuse. Elle commencera d'abord par ce qu'on appelle *la fausse attaque*, et elle finira par l'attaque vraie, qui emportera souvent le malade.

A l'autopsie, on sera fort surpris de ne trouver ni épanchement sanguin, ni ramollissement, et bien souvent on se reprochera de n'avoir pas suffisamment cherché, d'avoir négligé certaine partie du cerveau où l'on aurait trouvé la cause matérielle de la maladie; car à certains médecins il faut toujours une cause matérielle pour quelque maladie que ce soit.

Mais est-il nécessaire d'une lésion matérielle du cerveau pour amener une apoplexie?

La goutte, en se portant sur le cerveau, ne peut-elle pas déterminer dans sa vitalité une lésion si profonde que ses fonctions deviennent sur le champ impossibles, que les lésions matérielles n'aient pas le temps de se produire?

Dans l'asthme nerveux, n'avons-nous pas un exemple d'une atteinte profonde portée à la vitalité du poumon, sans qu'il y ait de lésion d'organe?

Dans l'angine de poitrine ne voit-on pas survenir la mort uniquement par une atteinte portée aux fonctions, sans qu'on puisse l'attribuer à une lésion anatomique?

La goutte se portant sur l'intestin, sur l'estomac, n'y détermine-t-elle pas des coliques atroces, sans y laisser la moindre trace de lésion de structure?

Nul doute donc pour nous qu'une irradiation de la goutte sur le cerveau ne puisse donner lieu à une apoplexie à forme foudroyante par une lésion de la seule vitalité de l'organe.

La goutte peut déterminer une hémorrhagie cérébrale à forme foudroyante, bien que les artères soient à l'état normal; aucun doute n'est possible à cet égard. Elle déterminera cette hémorrhagie par un mouvement fluxionnaire analogue à celui qui peut déterminer une épistaxis, une hémoptysie, etc. Ces hémorrhagies peuvent se montrer sans aucun symptôme préalable; il en sera de même pour l'apoplexie cérébrale.

La goutte peut encore déterminer l'apoplexie séreuse. Elle se montrera avec cette forme chez les individus à constitution molle, détériorée, atteints soit de diarrhée plus ou moins ancienne, soit d'hydropisie, de cachexie séreuse.

Le ramollissement apoplectiforme peut encore appartenir à la goutte. C'est la fluxion qui, se circonscrivant sur une partie de la substance blanche, a encore le temps d'y produire cette lésion de structure.

La goutte est donc non-seulement une cause fréquente d'apoplexie, mais cette apoplexie peut affecter les formes différentes que nous venons de signaler.

Une remarque bien importante faite par Barthez et de l'exactitude de laquelle nous avons pu nous convaincre, c'est que l'apoplexie goutteuse peut être essentiellement périodique. Les symptômes observés du côté de la tête disparaissent d'une manière plus ou moins complète dans la rémission ou l'intermittence. La mort arrive au deuxième ou au troisième accès, si le malade n'est pas secouru convenablement.

Cette maladie mériterait, toutefois, plutôt d'être appelée *fièvre intermittente* ou *rémittente apoplectique*, soit en raison des symptômes qu'elle présente, soit en raison de l'indication principale qu'elle fournit, qui consiste dans l'emploi de l'antipériodique.

C'est surtout chez les vieillards, chez les gens épuisés ; — c'est surtout dans le cas de goutte en retard qu'on a l'occasion de l'observer.

—

L'encéphalite, la méningite, à l'état aigu ou chronique, reconnaissent maintes fois pour cause la goutte. Il en est de même pour l'hydrocéphale.

—

La goutte, avons-nous dit, peut déterminer une épistaxis, une hémoptysie, une métrorrhagie; mais c'est encore à cette diathèse qu'il faut bien souvent rapporter l'hématémèse, ainsi que l'hémorrhagie intestinale, l'hématurie.

Le mélæna, qui a tant de rapport avec l'hématémèse, est presque toujours sous la dépendance de la goutte. Les quelques cas que nous en avons observés se sont présentés chez des goutteux.

—

L'ascite est maintes fois le produit de la goutte.

La goutte s'est-elle portée sur le foie, sur la rate, et a-t-elle déterminé leur engorgement? l'ascite est symptomatique. Cette espèce est la plus fréquente.

Dans certains cas bien moins communs, la goutte s'est bornée au péritoine et a donné lieu à un flux séreux tout à fait idiopathique.

—

Les douleurs nerveuses de la matrice, l'engorgement de cet organe, parfois avec productions calcaires; son inflammation aiguë, mais plutôt chronique, sont maintes fois sous la dépendance de la diathèse goutteuse.

L'avortement est quelquefois dû à la goutte.

Nous avons déjà dit que la métrorrhagie était un symptôme nullement rare de la même diathèse.

—

Du reste, ce ne sont point seulement des maladies à siége bien précis que peut produire la goutte; elle peut encore déterminer certaines affections auxquelles il n'est pas possible de donner une localisation positive.

Ainsi la danse de Saint-Guy, l'hypocondrie, paraissent maintes fois devoir être rattachées à cette diathèse. Il en est de même de l'hystérie.

C'est à la goutte qu'il faut souvent rapporter la fièvre continue ou périodique maligne des vieillards ou autres sujets.

Nous n'en finirions pas si nous voulions rappeler toutes les maladies, soit externes, soit internes, que peut déterminer la goutte. Ce que nous venons d'en dire montre déjà tout ce qu'elle peut à cet égard.

Nous avons cependant encore à jeter un coup d'œil sur une espèce de goutte qui a beaucoup occupé Barthez.

§ IV.

GOUTTE LARVÉE.

Barthez consacre plusieurs chapitres [1] à décrire *une goutte des articulations qui est consécutive à d'autres maladies*, et voici la définition qu'il en donne.

« J'appelle, dit-il, consécutive d'une autre ma-
» ladie, la goutte des articulations qui succède

[1] *Traité des maladies goutteuses*, tome Ier.

» à cette maladie, et qui *en dépend manifestement*
» *dans sa formation.* »

Si l'on s'en tenait à cette définition, on pourrait croire que Barthez fait dépendre cette espèce de goutte d'une maladie locale, d'une maladie de la tête, ou de la poitrine, ou du bas-ventre.

Mais il a le soin d'ajouter plus loin : « Il y a
» *le plus souvent*, dans la formation de la goutte
» des articulations qui est consécutive, le concours
» des deux causes que j'ai dit ci-dessus être né-
» cessaires pour la formation de cette goutte lors-
» qu'elle est primitive, savoir : d'une disposition
» de la constitution à l'état goutteux des solides
» et des fluides, et d'une infirmité relative (natu-
» relle ou acquise) dans les parties voisines des
» articulations qui sont le siége de la goutte. »
Ce qui prouve qu'il place au-dessus de ces maladies locales, si non toujours, du moins *le plus souvent*, la diathèse goutteuse.

Parmi les faits de ce genre que cite Barthez nous trouvons celui d'un individu atteint, depuis plusieurs années, de symptômes nerveux et hypocondriaques qui furent guéris par une attaque de goutte.

Chez une femme atteinte d'épilepsie depuis 25 ans, la guérison eut lieu par l'apparition de la goutte à un pied.

—

Cette dénomination de goutte des articulations *consécutive à d'autres maladies* ne peut plus être acceptée aujourd'hui. On ne peut point faire jouer à ces maladies le rôle que semble leur attribuer Barthez ; elles sont, en effet, tout à fait étrangères, comme circonstance étiologique, au développement de la goutte articulaire. Ces maladies étaient déjà dépendantes elles-mêmes de la diathèse goutteuse.

Cette goutte qui, avant de se montrer avec les symptômes qui lui sont propres, avec ses caractères pathognomoniques, donne lieu d'abord à telle ou telle maladie qui semble ne pas lui appartenir, constitue ce que l'on appelle *la goutte larvée, masquée*. Et si plus tard la manifestation goutteuse se fait sur les articulations, on n'attribuera pas ce déplacement à la maladie primitive, mais bien à la diathèse goutteuse qui, par telle cause ou telle autre, ne fait que porter autre part sa manifestation locale, son acte morbide.

On ne donne toutefois, généralement, le nom de *goutte larvée* qu'à celle qui jusques-là n'a point signalé son existence par les symptômes qui lui sont propres ; — et ce qui contribue alors à faire connaître sa nature, c'est surtout l'hérédité.

Voici quelques autres exemples de goutte larvée :

Morgagni, qui n'avait jamais eu de douleur de goutte, fut un jour, d'après ce qu'il raconte, atteint d'une inflammation violente des deux yeux.

La saignée paraissait nécessaire. Il voulut toutefois essayer auparavant d'un pédiluve d'eau chaude. Une douleur à l'articulation du gros orteil avec le premier métacarpien en fut le résultat; les progrès de cette douleur dissipèrent l'ophthalmie.

S'agissait-il, dans cette ophthalmie, d'autre chose que d'une goutte larvée?

Van Swieten rapporte qu'un homme fut atteint d'une pleurésie. On l'avait déjà saigné deux fois, mais sans résultat avantageux pour la maladie. Des douleurs fortes survinrent, le quatrième jour, aux deux gros orteils, et le point de côté et la fièvre disparurent aussitôt. Ce malade n'avait jamais eu la goutte.

Il est impossible de considérer cette goutte comme dépendant de la pleurésie. C'est la diathèse goutteuse qui a déterminé, et la pleurésie d'abord, et la fluxion articulaire ensuite.

Nous avons connu un homme qui, depuis l'âge de 12 ans, avait été fort sujet aux épistaxis. A 20 ans, la goutte se manifeste aux pieds; elle s'y maintient à l'état à peu près chronique. Depuis lors les épistaxis n'ont pas reparu.

Nous en avons connu un autre, âgé de 30 ans environ, fortement constitué, qui, depuis plusieurs années, était sujet à l'hémoptysie. L'apparition de vives douleurs à la plante des pieds, aux orteils, à la suite d'un pédiluve sinapisé, supprimèrent rapidement tous les symptômes qui se montraient du côté de la poitrine.

Chez un homme taxé d'hypocondrie survint une hématémèse, qui se renouvela à diverses reprises. L'apparition de la goutte supprima ce flux et modifia singulièrement les symptômes hypocondriaques.

L'hématurie, l'hémorrhagie intestinale, ont été quelquefois guéries par l'apparition d'une goutte qui ne s'était jamais montrée auparavant.

Dans ces divers cas d'hémorrhagie, est-il possible d'admettre que ce sont ces hémorrhagies qui ont été la cause de la goutte? Non, certainement. Ces hémorrhagies dépendaient déjà de la diathèse goutteuse, comme la fluxion articulaire en a dépendu plus tard. Ces hémorrhagies appartenaient à la goutte larvée.

Nous connaissons une femme âgée de 30 ans environ qui, depuis à peu près l'apparition de ses règles, est sujette à des métrorrhagies fréquentes. L'écoulement du sang n'est pas abondant, mais il dure quelquefois plusieurs semaines sans s'arrêter.

Cette femme n'a jamais eu la goutte, mais son père est profondément goutteux.

C'est là, sans nul doute, une goutte larvée.

Les hémorrhoïdes constituent une forme assez fréquente de la goutte larvée. Les faits ne manquent pas de goutte articulaire survenue à la suite de leur suppression.

Ce qui est plus commun que l'apparition de la goutte articulaire à la suite de la suppression des hémorrhoïdes, ce sont les maladies diverses du tube digestif, du foie, des poumons, du cœur, du cerveau.

Cette suppression des hémorrhoïdes a lieu quelquefois sans cause connue, mais d'autres fois elle est le résultat de l'emploi de moyens intempestifs, des lavements avec l'eau froide notamment.

—

Les flueurs blanches sont une forme assez commune de la goutte larvée. La tendance des mouvements physiologiques sur la muqueuse utéro-vaginale y amène les mouvements pathologiques, et c'est au moyen de ce flux que la diathèse goutteuse respecte, soit les articulations, soit d'autres organes. Que ces flueurs blanches soient supprimées ou qu'elles viennent à cesser, et la goutte peut se montrer avec les symptômes qui lui sont propres.

Du reste, cette goutte n'est pas tellement larvée,

que la femme ne ressente parfois des douleurs plus ou moins prononcées aux orteils, au talon, à la plante des pieds, aux doigts de la main, ce qui sert, avec d'autres circonstances anamnestiques, à faire reconnaître sa nature.

—

On a reconnu des liens de parenté entre la migraine et la goutte. La migraine dépend, en effet, souvent de la diathèse goutteuse. Ces deux maladies, migraine et goutte articulaire, se montrent quelquefois alternativement chez le même sujet.

Dans certains cas, après quelques années de migraine seule, on voit, à la suite de telle ou telle circonstance, survenir une attaque de goutte qui emporte la migraine. La migraine avait donc été jusques-là une goutte larvée.

Il ne faut pas croire toutefois que la migraine soit toujours liée à la diathèse goutteuse; elle peut dépendre de quelque autre diathèse, telle que la diathèse dartreuse, scrofuleuse, etc., et dans bien des cas, il serait difficile ou même impossible de la rattacher à aucun de ces états diathésiques.

—

L'asthme nerveux se montre parfois comme une forme de la goutte larvée. Son apparition doit faire soupçonner généralement l'existence de cette diathèse, tant cette forme lui plaît. Si le père ou la mère sont goutteux, il ne peut y avoir de doute sur la nature de la maladie.

Il est assez ordinaire qu'il survienne plus tard des fluxions articulaires qui, par leur siége sur les petites articulations du pied ou de la main, viennent confirmer le diagnostic.

—

Les coliques intestinales sont encore une forme assez commune de la goutte larvée.

Nous avons connu un homme qui, vers l'âge de 24 ans, fut pris subitement de ces coliques, qui furent portées, dès le premier moment, à un degré de violence extrême.

Pendant plusieurs années, ces coliques reparurent à diverses époques, et toujours très-violentes. L'apparition de la goutte y mit fin.

—

Il est des individus qui, depuis longues années, sont sujets au dévoiement. Que l'on remonte à la question des causes, et l'on trouvera souvent que l'on a affaire à des individus issus de parents goutteux. L'apparition de la goutte est de nature à le faire cesser.

—

Sur trois enfants d'un père goutteux, l'un, âgé de 10 ans, avait la goutte; le second, âgé de 8 ans, était atteint d'incontinence d'urine; le troisième, plus jeune, était sujet à des convulsions épileptiformes.

Il fut évident que cette incontinence d'urine, que ces convulsions étaient une forme de la goutte larvée.

—

Chez un homme sujet à la gastralgie, aux crampes d'estomac, depuis 12 ans, l'apparition d'une douleur au gros orteil du pied droit mit fin à la maladie de l'estomac.

—

Ainsi, dans tous les cas que nous venons de citer, la goutte n'a pas dépendu d'une maladie locale. Cette maladie locale était déjà un symptôme de la diathèse goutteuse. La goutte n'a fait que changer plus tard de siége. Elle était larvée, dans le principe; elle s'est montrée ensuite avec ses caractères pathognomoniques.

On ne saurait mettre en doute l'importance qu'il y a de connaître cette propriété de la goutte de se montrer, ou mieux de se cacher sous la forme de maladies diverses, qui semblent ne pas lui appartenir, en raison de la différence de leurs symptômes; la thérapeutique y est fortement intéressée.

§ V.

LA GOUTTE PEUT-ELLE ÊTRE PRODUITE PAR UNE AUTRE DIATHÈSE?

On a parlé de goutte qui aurait pour cause la syphilis, qui serait consécutive à une syphilis plus ou moins ancienne.

Nous ne pouvons admettre cette étiologie de la goutte. Une diathèse [1] ne peut pas engendrer une autre diathèse. Ces états morbides généraux sont parfaitement distincts les uns des autres, et l'un ne donnera pas naissance à l'autre.

Nous portons presque tous en germe telle ou telle diathèse. Chez l'un, c'est la diathèse rhumatismale ou goutteuse, chez l'autre la diathèse scrofuleuse, chez l'autre la diathèse dartreuse, etc.

Ces diathèses, qui sont d'abord à l'état latent, à l'état de germe, peuvent se développer, soit avec leurs symptômes propres, soit avec des symptômes

[1] Nous employons ici le mot *diathèse* par rapport à la syphilis, pour nous conformer à l'usage; car, en réalité, nous ne reconnaissons qu'une syphilis constitutionnelle, et non une diathèse syphilitique. C'est la transmission par contagion qui établit la différence entre ces deux états morbides.

qui semblent ne pas leur appartenir, sous l'influence de l'hérédité, ou bien sous l'influence des choses extérieures.

Tant que les influences extérieures sont bonnes, la diathèse peut rester à l'état latent. Mais si, par des influences défavorables, l'économie vient à souffrir, si les forces radicales éprouvent un affaiblissement notable, cette diathèse, qui n'est plus retenue par une puissance qui lui était supérieure, commence à se développer et grandit d'une manière plus ou moins rapide.

C'est là toute l'histoire de la goutte engendrée par la syphilis.

Des individus portaient en germe la goutte, et cette diathèse est restée à l'état latent tant que la constitution s'est maintenue en bon état. Une époque est arrivée où la syphilis et le traitement qu'elle a rendu nécessaire ont porté atteinte à cette constitution en l'affaiblissant, en diminuant les forces radicales, et alors le germe de la diathèse goutteuse, qui n'a plus été retenu par ces forces protectrices, s'est développé, a grandi. La goutte est devenue aussi évidente que la syphilis.

Ce n'est donc point, on le voit, la syphilis qui a engendré la goutte ; elle a seulement fourni des conditions favorables pour son développement.

On a encore maintes fois attribué les dartres à la goutte. Nous ne saurions admettre une pareille filiation. Ces deux diathèses peuvent exister chez le même sujet ; mais elles n'en sont pas moins distinctes ; elles ne proviennent pas l'une de l'autre. Une diathèse ne peut pas plus engendrer une autre diathèse, qu'une espèce animale ne peut engendrer une autre espèce.

Bien que ces considérations, fort importantes par rapport à la thérapeutique de la goutte en général et à l'emploi des eaux minérales en particulier, pussent être prolongées, nous avons cependant hâte d'en venir au sujet principal de ce travail, à l'emploi des eaux minérales dans la goutte. Nous devons pourtant jeter auparavant un coup d'œil sur l'usage de l'eau commune dans cette affection.

§ VI.

EMPLOI DE L'EAU COMMUNE DANS LA GOUTTE.

De quelle utilité peut être, dans la goutte, l'eau commune, dont on fait depuis si longtemps usage dans cette maladie, à diverses températures et de manières diverses?

Voyons d'abord pour l'eau en boisson.

Barthez, qui représente une grande autorité quand il s'agit de la goutte, écrit : « La boisson
» de l'eau froide est d'une efficacité reconnue pour
» calmer les douleurs violentes d'une attaque de
» goutte.....

» Rondelet me paraît être le premier qui ait
» regardé la boisson d'eau froide comme spécifi-
» quement utile dans la goutte.

» Van der Heyde dit, qu'il n'est point de remède
» plus puissant pour prévenir l'accès de goutte et
» le guérir lorsqu'il a déjà commencé. Quoique
» cet éloge soit exagéré, Vogel a recommandé ce
» remède avec juste raison, et j'en ai vu souvent
» les meilleurs effets.....

» Cependant il est des restrictions qu'il faut ap-
» porter à l'usage de la boisson d'eau froide dans
» ce cas, et qui n'ont pas été suffisamment déter-
» minées. Quand la fièvre et la soif sont fortes,
» cette boisson peut abattre brusquement les mou-
» vements salutaires de la nature ; ce qui a fait
» dire à Musgrave, mais trop généralement, que
» l'usage en est téméraire et périlleux. »

Et Barthez ajoute : « On doit craindre aussi
» que l'excès de la boisson froide ne fatigue l'es-
» tomac, qui est plus ou moins communément
» lésé dans les fortes attaques de goutte. »

Ainsi Barthez approuve l'eau froide en boisson dans la goutte ; seulement il en prohibe l'emploi quand la fièvre et la soif sont fortes, — et de plus il en blâme les excès, de crainte de fatigue pour l'estomac.

Le docteur Récamier prescrivait à ses malades goutteux de boire, le matin à jeun, deux à quatre verres et plus d'eau froide.

Cette pratique est commune chez les médecins anglais.

Nous sommes complétement d'un avis contraire à celui de ces médecins. Nous considérons l'eau froide prise en boisson, soit dans l'intervalle des attaques, soit surtout dans les attaques, même légères, comme accompagnée de danger, et voici nos raisons :

Dans la goutte, quel que soit le moment, il y a toujours indication de porter, de maintenir les mouvements à la périphérie, afin que les fonctions de la peau soient le plus complètes possible, parce qu'il est bien reconnu qu'il y a un rapport intime entre ces fonctions et la goutte, et c'est pour cela que les moyens que l'on emploie (vêtements chauds, sudorifiques, etc.) ont pour but de les favoriser.

Or, nous le demandons, l'eau froide prise, soit le matin à jeun, soit dans le courant de la journée, à la dose d'une à plusieurs livres, peut-elle avoir sur l'économie une action analogue? Bien au contraire, elle éloignera les mouvements de la périphérie; elle portera la débilitation dans les fonctions de l'organe cutané ; elle empêchera une élimination de principes qui, restant dans le sang, deviendront la cause d'accidents goutteux bien plus graves qu'ils ne l'eussent été sans l'emploi de ce moyen tout à fait irrationnel.

Nous avons connu plusieurs goutteux qui, à leur lever, avant tout repas, buvaient trois à quatre verres et plus même d'eau froide. Pendant quelque temps les douleurs articulaires furent moins incommodes, mais plus tard nous les avons tous vus périr de métastase sur le poumon ou sur le cerveau. Tel avait peut-être été l'effet du remède.

Il est d'ailleurs évident que cet usage, ou mieux cet abus de l'eau froide, ne peut qu'avoir une action fâcheuse pour les fonctions digestives qui, chez les goutteux, sont généralement dans un piteux état. Et ce dont il faut tenir grand compte, c'est que ce mauvais état des fonctions digestives ne peut qu'imprimer un état de gravité plus marqué à la diathèse goutteuse, par la perturbation qu'il apporte dans les fonctions de nutrition, de sécrétion, etc.

—

Un médecin, Cadet de Veaux, au lieu de conseiller à ses malades l'eau froide en boisson, la leur prescrivait très-chaude, comme moyen propre à faire avorter une attaque. Il voulait qu'ils en bussent 48 verres, de 6 onces chacun, sans désemparer !.....

A diverses époques, on a conseillé les affusions d'eau froide sur les articulations atteintes de la goutte, comme moyen propre à calmer la douleur, à la faire disparaître. Elles ont été recommandées par Hippocrate, par Galien, par Cocchi, Pr. Martianus, etc. Barthez les approuve[1], en ajoutant toutefois « qu'il faut craindre d'en abuser au point » de faire trop tomber la chaleur des parties souf» frantes, et que d'ailleurs, pour se les permettre, » pour en retirer un effet avantageux, il est né» cessaire que la déposition de l'humeur goutteuse » soit déjà faite assez complétement dans les tu» meurs, pour qu'elle y soit terminée, ou du » moins qu'elle soit affaiblie à tel point qu'elle ne » puisse prendre aucun mouvement de fluxion » inverse par l'effet de ce moyen. » Telles sont les réserves que Barthez met à son approbation.

Nous nous permettrons, ici encore, de ne pas partager la manière de voir de notre illustre physiologiste. Il est impossible, en effet, de reconnaître que la fluxion goutteuse est à peu près complétement épuisée sur une articulation ; aucun signe certain n'existe à cet égard. Bien souvent, l'appli-

[1] *Traité des maladies goutteuses*, t. I, p. 100.

cation de tel ou tel topique, à une époque très-éloignée du premier moment de l'attaque, a été suivie d'une métastase fâcheuse. Ce sera donc au hasard qu'on emploiera un moyen dont le danger ne saurait être douteux pour personne.

On a bien conseillé de faire succéder aux affusions d'eau froide sur les tumeurs goutteuses l'emploi des échauffants. Mais ou bien l'action de ces échauffants peut ne pas empêcher une métastase, ou bien, en ranimant la chaleur dans l'articulation, elle déterminera une fluxion nouvelle.

—

Barthez est encore très-indulgent à l'endroit « du » bain froid des extrémités affectées de violentes » douleurs de goutte. Ce bain, dit-il[1], peut pro- » duire un calme soudain et profond, qui sera » suivi d'un effort salutaire de la nature pour dis- » siper la maladie par des transpirations abondan- » tes. » Mais il ajoute « qu'on ne peut l'employer » que dans les circonstances signalées plus haut. » Il cite quelques cas de succès de l'emploi de ce moyen.

Nous serons plus sévères que lui au sujet de ce remède. Nous ne pensons pas que, dans quelque condition que se trouve un sujet atteint de la goutte, ce bain froid des extrémités puisse être

[1] *Traité des maladies goutteuses*, t. I, p. 102.

conseillé. Au lieu de la réaction que l'on attend, on pourrait bien avoir, et cela même sur le champ, avec une rapidité presque électrique, une métastase sur les poumons, ou sur le cœur, le cerveau, l'estomac, etc.

—

Barthez blâme l'usage assez répandu à son époque des bains de jambe comme moyen propre à prévenir la goutte ; il y voit le danger d'une métastase ; et cependant, quand il s'agit de calmer les douleurs trop aiguës de la goutte, il écrit : « Ce » sont les bains de jambes dans l'eau tiède ou mé- » diocrement chaude qui peuvent être fort utiles » dans les violentes douleurs de goutte. Tissot a » reconnu cette utilité, malgré le préjugé contraire » qui est assez commun. »

La douleur peut être calmée, cela est vrai, mais ce qui ne l'est pas moins, c'est que le mouvement fluxionnaire peut s'arrêter et rétrocéder sur les organes des cavités splanchniques.

Il nous semble reconnaître, dans cette sorte d'approbation donnée par Barthez à l'emploi de l'eau sous diverses formes dans la goutte, la préoccupation d'un homme qui, atteint de cette maladie, ne peut se résoudre à ne pas trouver de ce côté un moyen, sinon propre à la guérir, capable du moins de la rendre plus supportable.

Du reste, cette circonstance, que Barthez était goutteux, doit être connue quand on lit son immortel *Traité des maladies goutteuses ;* elle explique comment cet homme de génie pouvait se faire illusion sur la valeur de certains remèdes.

Les bains généraux tièdes ne sont pas non plus sans danger chez les goutteux. Ils déterminent d'abord, sur le système cutané, un effet relâchant qui en éloigne les mouvements physiologiques ; ils exposent aux refroidissements, et, de plus, ils enrayent la fluxion qui se faisait sur telle ou telle articulation. Une métastase peut en être le résultat.

Voici deux faits qui prouvent le danger qui les accompagne :

« M. X..., sujet à quelques douleurs de goutte,
» se faisant sentir tantôt aux pieds, tantôt aux ge-
» noux, tantôt aux articulations des membres su-
» périeurs, va prendre un bain à la température
» ordinaire, c'est-à-dire ni chaud ni froid.

» Quelques heures plus tard, une sensibilité
» anormale qu'il avait aux articulations tarso-mé-
» tatarsiennes avait disparu et une douleur vio-
» lente se faisait sentir du côté de l'estomac, avec
» vomissements fréquents et fort douloureux.

» L'application de cataplasmes légèrement sina-
» pisés, suffisamment chauds, embrassant la tota-
» lité des deux pieds, ramena bientôt la douleur

» dans cette région, et les vomissements cessèrent,
» laissant l'estomac rentrer dans son état normal. »

Le mauvais effet de ce bain ne saurait être douteux. Il avait ralenti les mouvements vers la périphérie du corps ; il avait produit un effet sédatif sur le pied, et la goutte, refoulée à l'intérieur, s'était portée sur l'estomac.

Dans un autre cas nous avons vu, à la suite d'un bain de même température, la goutte abandonner la plante du pied et le talon, et déterminer une douleur vive du côté de la vessie, avec envies fréquentes d'uriner et émission difficile, douloureuse, de l'urine.

L'application des cataplasmes sinapisés à la plante des pieds put encore ramener la fluxion goutteuse sur son siége primitif et dégager la vessie.

On nous demandera peut-être si les bains de propreté sont interdits aux goutteux. Nous répondrons que ces bains doivent être rares et d'une durée aussi courte que possible, de quelques minutes. Il est même des sujets qui ne peuvent en faire usage.

Le Dr Prunelle interdisait ces bains à ses malades ; et le Dr Petit, si exalté pour les bains de Vichy, avait reconnu leur danger. Il voulait qu'on les additionnât toujours de bi-carbonate de soude.

Du reste, les goutteux eux-mêmes ont souvent reconnu que ces bains leur étaient nuisibles.

—

Les affusions d'eau froide sur le corps, les applications de draps imbibés d'eau froide, les bains froids d'un quart de minute à une minute de durée ont été, à des époques diverses, employés dans la goutte. Ces applications, ces bains, doivent être suivis de l'emploi de moyens propres à favoriser la réaction. Ainsi, tantôt on fait mettre immédiatement les malades dans un lit, où on les enveloppe de couvertures chaudes, tantôt on se borne, après les avoir bien essuyés, à leur faire faire de l'exercice, de longues promenades.

Le résultat de ces deux ordres de moyens sagement combinés a été une réaction qui a amené, soit une douce transpiration, soit des sueurs plus ou moins abondantes.

Des succès ont été obtenus par ce genre de traitement. Le plus remarquable de tous assurément est celui qu'obtint Antonius Musa sur Auguste, réduit à une émaciation extrême à la suite de douleurs de goutte. Les bains froids et les boissons froides lui rendirent la santé.

Mais, en regard de ces succès, n'est-il pas probable qu'on pourrait mettre des revers plus nombreux?

Les goutteux, en effet, sont généralement fort sensibles au froid; ils sont couverts de vêtements chauds qui doivent nécessairement rendre la peau fort impressionnable. Il y a peu d'énergie vitale chez eux dans le système cutané, ce qu'il ne faut pas perdre de vue ; aussi aura-t-on toujours à craindre que la réaction ne puisse se faire après une dépression trop profonde de ce système. Et si la réaction ne se fait pas, ou n'est qu'incomplète, n'a-t-on pas à redouter la répercussion de la fluxion goutteuse?

Ce qui est encore capable d'ajouter à la difficulté de la réaction, c'est le peu de forces radicales de la plupart des individus atteints de la goutte ; ce qui ne doit pas surprendre, si l'on fait attention à l'atteinte portée à ces forces par des douleurs plus ou moins vives, par la fièvre, qui se manifeste de temps à autre, par le régime auquel elle oblige, par la perturbation si commune des fonctions digestives, etc.

Ainsi, le médecin qui prescrira, dans la goutte, les boissons froides et les bains froids, ne devra pas se faire illusion au sujet de ce traitement ; le succès a pu et peut encore en être la suite, mais des revers graves en seront bien plus fréquemment le résultat. Ne vaut-il pas mieux s'abstenir que de prendre une responsabilité pareille?

Du reste, nous croyons qu'on donne trop de valeur à cette réaction qui accompagne les applications froides. La transpiration, la sueur plus ou moins abondante qui surviennent alors ne sont qu'un phénomène, pour ainsi dire, forcé ; l'économie ne l'a pas assez préparé pour qu'elle puisse en recevoir une influence favorable.

Ce n'est pas d'ailleurs la transpiration sensible ou sueur qui est avantageuse dans la goutte, lorsqu'elle arrive d'une manière si brusque, si inattendue, sans aucun travail antérieur ; c'est là transpiration insensible qui est susceptible de porter, dans cette diathèse, une modification profonde.

Pourquoi, dans les campagnes, pourquoi, dans les villes, ceux qui, par leur profession, leur manière de vivre, font beaucoup d'exercice, sont-ils si peu atteints de la goutte, sinon parce que l'exercice imprime aux diverses fonctions, et surtout aux fonctions de la peau, une activité plus grande.

Il ne faut donc pas attacher trop d'importance à ces sueurs qui accompagnent les applications froides, et il ne faut pas surtout méconnaître le danger qui peut résulter de ces applications.

—

Les bains de rivière rentrent nécessairement dans la classe des bains froids. Ils nous paraissent d'autant plus dangereux que le séjour qu'on y fait a une durée plus longue. La réaction sera plus difficile et la métastase plus à craindre.

—

L'eau commune, quelle que soit la manière dont on l'emploie dans la goutte, ne présente donc, ce nous semble, que peu d'avantages contre des dangers d'une gravité réelle.

§ VII.

Eau de Vichy dans la goutte. — Théorie du Dr Petit.

Occupons-nous à présent de ces eaux dont on a voulu, et dont on veut encore, faire un spécifique de la goutte; nous avons à peine besoin de dire qu'il s'agit des *eaux de Vichy*.

Jusques vers 1835, on n'allait guère à Vichy que pour certaines maladies de l'appareil digestif et pour la gravelle.

A cette époque le Dr Petit, sous-inspecteur, fit paraître divers travaux sur l'emploi de ces eaux dans la goutte. Il avait trouvé, disait-il, le remède spécifique de cette maladie.

Ce qui lui avait donné l'idée d'essayer les eaux de Vichy dans la goutte, c'est l'analogie qui lui semblait exister entre cette maladie et la gravelle rouge; c'est la facilité et la promptitude avec laquelle il voyait constamment disparaître cette dernière affection et tout sédiment rouge, sous l'influence de ces eaux, et dès que l'urine cessait d'être acide pour prendre le caractère alcalin.

« La goutte et la gravelle d'acide urique, dit-
» il, sont liées à la même cause, et cette cause
» consiste en ce que le sang contient un excès
» d'acide urique ou des éléments qui servent à le
» former.

» Dans une attaque de goutte, l'acide urique
» mêlé au sang va surtout, par une prédilection
» toute particulière, exercer sa fâcheuse influence
» sur les articulations et en général sur toutes les
» parties fibreuses.

» Et si l'acide urique se porte alors sur les ar-
» ticulations, cela tient à ce qu'il y a surabon-
» dance de cet acide ; cela tient à ce que la sécré-
» tion urinaire devient insuffisante pour l'éliminer,
» ou bien à toute autre cause qui le détourne de sa
» voie naturelle d'élimination. »

Ce qui amène le Dr Petit à conclure : que pour combattre la diathèse goutteuse, atténuer sinon guérir la goutte, il faut s'opposer à tout ce qui peut favoriser le développement de l'acide urique ; que les goutteux, par conséquent, doivent être soumis à un régime approprié et à l'usage des eaux alcalines.

Si le Dr Petit n'eût conseillé les eaux de Vichy qu'en boisson, nous ne pourrions que l'approuver, du moins d'une manière générale ; car ces eaux, en relevant les fonctions digestives chez les goutteux, ne peuvent qu'avoir une influence avantageuse sur toute l'économie et, par suite, sur la diathèse goutteuse.

Mais ce n'est pas ce qu'entend le Dr Petit; il veut que l'on fasse usage de ces eaux, et en boisson et en bains.

Le traitement de la goutte commence par 5 à 6 verres en boisson et un bain; — bientôt, 12 à 15 verres et un bain; — chez quelques sujets, 20 à 25 verres et un bain.

Le séjour à Vichy doit être au moins de quatre semaines.

L'expérience démontre, d'après le Dr Petit, que si ce traitement ne guérit pas radicalement la goutte, il soulage du moins considérablement les malades, et non-seulement sans aucun inconvénient qui puisse en faire craindre l'usage, mais même avec un très-grand avantage pour la santé générale.

Il ne comprend pas comment ces eaux pourraient déplacer la goutte.

Ces divers mémoires du Dr Petit eurent un retentissement immense; — et il ne pouvait pas en être autrement, du moment où il était question de la découverte d'un spécifique qui guérissait ou du moins amendait d'une manière notable une maladie si commune, et contre laquelle l'art médical était resté jusques-là à peu près impuissant.

Cependant bien des gens doutaient de la valeur

du remède. On doutait en dehors du monde médical ; on doutait surtout dans le monde médical ; — et ceux-là doutaient surtout qui croyaient que les remèdes ne guérissent pas par une action chimique.

Le doute était d'autant plus fondé que le Dr Prunelle, inspecteur de ces eaux, soutenait que la prétendue guérison de la goutte par les eaux de Vichy était entourée des plus grands dangers.

Les malades se trouvaient donc entre le Dr Petit qui promettait la guérison plus ou moins complète, sans aucun risque, et le Dr Prunelle qui ne niait pas la guérison, mais qui faisait craindre les maux les plus extrêmes.

—

La question était trop grave pour que l'Académie royale de Médecine et le Gouvernement pussent la laisser dans une pareille incertitude. Ce corps savant fut invité à s'en occuper d'une manière sérieuse.

Une commission fut nommée ; elle fut composée de MM. Gueneau de Mussy, de Lens et Patissier.

Cette commission fut favorable au Dr Petit ; — et, par l'organe de M. Patissier, elle conclut « que » les eaux de Vichy, en boisson et en bains, sont » non-seulement sans inconvénient, mais même » avantageuses dans la goutte ; qu'elles rendent les » accès moins fréquents, moins longs et moins » douloureux. »

Ce jugement d'hommes aussi éminents sur la

valeur des eaux de Vichy dans la goutte eut un effet inouï; — aussi les goutteux affluèrent-ils de plus en plus à Vichy.

Le Dr Prunelle ne fut plus qu'un rêveur, — un arriéré, qui ne voulait pas suivre *les progrès* de la science. — Pour quelques-uns, c'était un jaloux — des lauriers de son confrère. — La chimiâtrie triomphait.

—

L'esprit du Dr Petit plane encore tout entier sur Vichy. On y boit de l'eau; on y prend surtout des bains.

On y prend surtout des bains, force bains, car l'entraînement à cet égard y est grand, et bien difficile doit être le rôle de ceux qui cherchent à le contenir.

Les succès continuent-ils, ainsi que l'annonçait le Dr Petit, que le promettait le rapport de la commission de l'Académie de Médecine, ainsi qu'on le prétend encore aujourd'hui? Nous voudrions bien le croire!.... Nous voudrions être convaincu qu'après les guérisons obtenues à Vichy, il n'est pas survenu des maladies des organes intérieurs; car c'est à ce point de vue surtout que doit être envisagé ce genre de traitement.

Nous avons connaissance de divers faits qui prouvent réellement la propriété qu'ont ces eaux, en boisson et en bains, de faire disparaître la goutte des articulations; mais nous savons aussi ce qu'ont été ces guérisons; nous savons que plus tard sont survenues des maladies graves des organes internes.

—

Du reste, cette opinion du Dr Petit sur les eaux de Vichy dans la goutte, les considérations sur lesquelles elle a été établie[1], le rapport si approbatif de la commission, les faits malheureux que nous savons avoir été le résultat de leur usage, nous obligent d'examiner les raisons qui ont pu amener ce médecin à porter sur leurs propriétés un avis si favorable.

« 1° La goutte et la gravelle d'acide urique,
» dit le Dr Petit, sont liées à la même cause, à un
» excès d'acide urique dans le sang, ou du moins
» à un excès des éléments qui servent à le for-
» mer. »

Oui, la gravelle et la goutte sont liées à une même cause, mais la cause principale n'est pas un excès d'acide urique dans le sang. La cause essentielle, c'est la diathèse goutteuse, et la présence de l'acide urique dans le sang, si toutefois elle est réelle, n'en est qu'un effet; ce qui est fort différent.

« 2° L'acide urique mêlé au sang va surtout,

[1] *Du mode d'action des eaux minérales de Vichy*, etc., 1 vol. 1850.

» par une prédilection particulière, exercer sa » fâcheuse influence sur les articulations, et en » général sur les parties fibreuses. »

Nous pourrions bien demander quelle est la raison de cette prédilection de l'acide urique pour les articulations et les parties fibreuses, si nous ne voyions pas chaque jour la goutte sur les muscles, sur les membranes séreuses, muqueuses, sur les parenchymes du poumon, du foie, du cerveau, etc. Il y a donc autre chose qu'une affinité chimique de la goutte pour les articulations et les parties fibreuses.

Cette affinité, il faut la chercher dans l'affection diathésique elle-même.

La goutte se porte de préférence sur les articulations et notamment sur l'articulation du premier métatarsien avec la première phalange du gros orteil, par la même raison qui détermine les manifestations du rhumatisme de préférence sur les grandes articulations; par la même raison qui dirige les manifestations de la diathèse scrofuleuse sur les ganglions lymphatiques, sur les os; par la même raison qui amène à la peau l'éruption qui appartient à la diathèse dartreuse; par la même raison qui donne pour siége de prédilection au cancer le sein et l'utérus chez la femme, le testicule et la lèvre chez l'homme.

Il y a, dans ce siége des manifestations locales, un phénomène qui appartient tout entier à l'affection morbide.

Pourrait-on expliquer par des affinités chimiques pourquoi dans la fièvre typhoïde, dans le typhus, les ulcérations se développent sur la fin de l'intestin grêle plutôt qu'autre part? Évidemment non; et si la raison à trouver est impossible dans les cas que nous venons de signaler, elle est tout aussi impossible pour la goutte. Tout en rapportant cette prédilection de siége au genre de modification morbide du dynamisme vital, nous ignorerons toujours la cause intime de cette prédilection.

« 3º L'acide urique se porte de préférence, toujours d'après le Dr Petit, sur les articulations, parce que la soude se trouve en assez grande proportion dans la synovie qui lubréfie les articulations et les gaines tendineuses. »

Mais la synovie est en bien plus grande proportion dans les grandes articulations, et cependant ce sont les petites, celles du pied et de la main, que la goutte préfère.

Et d'ailleurs, est-ce bien là une raison de quelque valeur? N'y a-t-il pas dans la sérosité du tissu cellulaire général, dans le liquide sécrété par les membranes séreuses, presque autant de soude que dans la synovie? et cependant ce n'est pas là le siége de prédilection de la goutte.

« 4º Le résultat d'une attaque de goutte prouve encore, dit le Dr Petit, qu'il s'est produit dans

» la partie malade une action chimique, qu'il s'y
» est fait une combinaison de l'acide urique ap-
» porté par la circulation avec la soude trouvée
» autour et dans l'articulation. »

Cette assimilation du corps de l'homme avec la cornue du chimiste ne nous paraît pas mériter de réfutation. C'est en vertu d'une action vitale pathologique que se fait la fluxion sur une articulation, que se font les dépôts d'urate de soude, et non d'une autre manière

Et d'ailleurs, si la goutte ne dépendait que de l'invasion de l'acide urique sur une articulation, il faudrait que les concrétions tophacées ne fussent toutes formées que d'urate de soude, tandis que maintes fois ces tumeurs sont presque entièrement composées de phosphate ou de carbonate calcaire.

Le Dr Petit conclut, ainsi que nous l'avons déjà dit, que pour combattre la diathèse goutteuse, il convient que les malades soient soumis à un régime qui favorise le moins possible la production de l'acide urique, ainsi qu'à l'usage des boissons alcalines.

Et le Dr Petit ne s'aperçoit pas qu'il n'attaque pas la diathèse, mais bien l'un de ses produits, et que la diathèse continuera, par conséquent, à subsister. Il se bat les flancs, qu'on nous passe l'expression, contre l'effet, et il tourne le dos à la cause.

§ VIII.

EAU DE VICHY EN BOISSON, — EN BAIN, — DANS LA GOUTTE EXTERNE.

Pour bien apprécier l'action des eaux de Vichy dans la goutte, il faut examiner ses effets, selon qu'elle est employée, ou sous forme de boisson, ou en bains, ou en douches. Nous verrons combien cette action est différente selon l'un ou l'autre de ces modes d'administration.

Supposons l'eau de Vichy administrée sous forme de boisson seulement, avec prohibition absolue des bains ou douches, à un individu atteint de goutte externe chronique, mais jouissant, sous le rapport de toutes les autres fonctions et notamment sous le rapport des fonctions digestives, d'une santé parfaite.

L'eau est bue à la dose de 5 à 20 verres par jour ; — le régime est approprié.

Quel en sera le résultat ?

Le résultat sera nul ou à peu près nul. Et cependant l'eau a été bue en quantité suffisante pour que l'acide urique existant dans le sang pût être alcalisé.

Nous avons connu plusieurs individus goutteux qui ont été à Vichy, où ils n'ont bu que de l'eau, qui se sont refusés à prendre des bains, malgré des conseils différents, et qui n'en ont obtenu que des effets à peu près insignifiants, ou même nuls.

Et cependant ce n'est guère que par l'eau en boisson que le résultat annoncé par le Dr Petit peut être obtenu.

Supposons à présent un individu atteint encore de goutte externe chronique, mais dont la santé sera plus ou moins détériorée, et qui sera, de plus, atteint de cette dyspepsie si commune chez les goutteux.

L'eau en boisson sera encore ici seule prescrite, à l'exclusion formelle des bains.

Dans ce cas, on verra généralement survenir quelque amélioration; et pourquoi? Parce que l'eau de Vichy en boisson aura exercé une influence avantageuse sur l'appareil digestif. Les digestions se faisant mieux, la nutrition sera plus complète, les forces reviendront, l'économie se remettra de la détérioration qu'elle aura éprouvée. Et ce sera par suite de ce retour à la santé, santé toutefois relative, que, la diathèse goutteuse se trouvant mieux maîtrisée, les douleurs articulaires deviendront moins incommodes, moins prolongées.

Cet amendement de la goutte sera en rapport avec l'amélioration de la santé générale, il en sera le produit. La prétendue combinaison des alcalins avec l'acide urique n'y sera pour rien. Si elle n'a été pour rien dans le cas précédent, elle ne peut pas avoir plus de puissance dans celui-ci.

L'action avantageuse des eaux de Vichy en boisson, dans ce second cas, a donc été pour l'appareil digestif, et ce n'est que consécutivement à la guérison plus ou moins complète de la dyspepsie qu'il faut attribuer l'amendement, toutefois généralement peu notable, survenu dans les douleurs articulaires.

Ce second cas est donc encore en opposition avec la théorie du Dr Petit, puisque l'eau bue en quantité suffisante n'a pas été capable de guérir la goutte sur les articulations, alors même qu'elle ait pu alcaliser le sang.

Un troisième ordre de faits se présente : ce sont ceux où les malades font tout à la fois usage, et de l'eau en boisson et de l'eau en bains. Ceux-ci sont les plus communs, et ils sont les plus communs en raison, comme nous l'avons déjà dit, de l'entraînement presque général qui existe à cet égard.

Dans cet ordre de faits, les guérisons de la goutte articulaire plus ou moins chronique sont nombreuses.

Mais cette guérison ne concerne que les articulations, que la maladie locale, que l'acte morbide;

la diathèse n'en existe pas moins ; elle est seulement passée à l'état latent.

Or, qu'arrive-t-il plus tard ? C'est qu'au bout d'un temps plus ou moins long, de quelques semaines, de quelques mois, cette diathèse, dont on a chassé les manifestations des articulations qu'elle avait prises pour siége, où elle se plaisait, si l'on peut ainsi parler, où elle serait peut-être restée longues années encore ; cette diathèse, dis-je, porte ses manifestations sur les organes intérieurs ; elle pousse sa fluxion sur l'estomac, — l'intestin, — le foie ; — sur la vessie, — la matrice ; — sur le cœur et les gros vaisseaux ; — sur l'appareil respiratoire ; — sur l'œil, — l'oreille ; — sur le cerveau et les méninges, etc.

Que s'est-il donc passé pour que l'usage des bains, joint à celui de l'eau en boisson, ait amené un résultat que la boisson seule n'aurait pu produire ?

Faut-il croire que l'absorption de l'eau pendant le bain a été assez considérable pour dépasser, ou du moins rendre complète l'action de celle qui est prise en boisson ? Faut-il penser qu'au moyen de cette absorption l'eau du bain a suffi pour alcaliser des humeurs qui avaient été réfractaires à l'eau de la boisson ?

Mais 5 à 20 verres d'eau de Vichy ont bien plus de puissance pour alcaliser le sang qu'un bain de la même eau. Nul doute que cette eau prise en boisson ne se mêle sur le champ à nos humeurs, et ne leur fasse subir les modifications que le système vivant peut permettre.

Peut-on en attendre autant du bain? Si l'on compte sur une absorption notable de l'eau ou de ses principes médicamenteux pendant sa durée, on se trompe. La peau absorbe mal, très-mal; c'est un mauvais organe d'absorption.

On croyait autrefois que les miasmes, les effluves marécageux, les émanations putrides, ne déterminaient des affections morbides qu'en raison de l'absorption qui s'en faisait par la peau. Aujourd'hui, c'est avec raison à l'absorption pulmonaire que cette action morbifique est attribuée; la peau n'y entre que pour une infiniment petite proportion.

Voici du reste quelques expériences qui prouvent combien est faible l'absorption par le système cutané :

Si l'on met dans un bain, à une douce température, telle substance dont on puisse retrouver la présence dans les humeurs, dans les urines notamment, qui sont aux liquides ce que les fèces sont aux aliments, cette substance ne se retrouvera dans les urines que tout autant que la quantité qu'on en aura mise dans l'eau du bain aura été considérable; dans le cas contraire, on ne trouvera rien.

Ainsi, qu'on mette dans un bain 30 grammes d'iodure de potassium, et l'on n'en retrouvera aucune trace dans les urines. Ce ne sera que tout autant qu'on en aura porté la dose à 100 grammes que l'on parviendra à en découvrir une petite partie dans le liquide urinaire. Tel est le résultat des expérimentations du Dr Willmain [1].

Le même médecin a constaté qu'après un bain alcalin, l'urine conservait le plus souvent sa réaction acide.

Le Dr Reveil a pris des bains dans lesquels il avait mis la dose énorme de 120 grammes d'arséniate de soude, et cependant il n'a pas trouvé de trace d'arsenic dans ses urines.

MM. Gobley et Avisard ont analysé les urines de malades qui avaient pris des bains avec la même quantité d'arséniate de soude, et ils n'ont pas été plus heureux [2].

Il est encore bien reconnu, que si l'on veut faire pénétrer dans l'économie un médicament par la peau intacte, parfaitement recouverte de son épiderme, il faut avoir recours à la méthode intraleptique; il faut faire avec ce médicament des frictions, qui, au moyen de l'excitation produite, rendront cette absorption possible; sans cette précaution, l'absorption est nulle ou à peu près nulle.

On ne peut donc pas compter sur l'absorption, lorsqu'il s'agit d'un bain des eaux de Vichy. Ce n'est pas par cette voie qu'ont lieu les guérisons que ce moyen détermine.

[1] *Gazette médicale de Paris*, avril 1864.

[2] *Bulletin de thérapeutique*, 1864.

Si les eaux de Vichy prises en bain n'agissent pas comme médicament interne, puisque les substances qu'elles contiennent ne peuvent pénétrer en quantité suffisante dans l'économie, et si, malgré cela, elles ont le pouvoir de faire disparaître plus ou moins complétement la goutte des articulations, ce que l'eau prise seulement en boisson est incapable de faire, on est bien obligé de penser que cette action des bains est toute différente; qu'elle agit par-dessus tout comme médicament externe, comme résolutif local, et, par suite, qu'elle peut être répercussive, ce que l'expérience tend surabondamment à démontrer.

Voici un premier fait de ce genre :

« M.... âgé d'environ 45 ans, d'un tempéra-
» ment lymphatique-nerveux, était atteint depuis
» plusieurs années de douleurs de goutte qui lui
» rendaient la marche difficile. Il se refusait à
» toute espèce de remèdes, et sa raison était que,
» s'il y en avait pour la goutte, on ne verrait pas
» de médecin goutteux, tandis qu'il en connaissait
» qui ne pouvaient pas se débarrasser de ce mal.
» Toutes les fonctions, à part la déambulation,
» s'exécutaient toutefois à merveille.

» Un jour cependant, on parvint à lui persua-
» der que les eaux de Vichy pourraient le gué-
» rir. — Il s'y rendit. — Il y but de l'eau; il y fit
» usage des bains.

» Le résultat de ce traitement fut tel qu'au bout

» d'un mois environ, il revenait à Montpellier
» complétement débarrassé de sa goutte. Il avait
» jeté ses deux cannes, et marchait, sans aucun
» secours, avec autant d'aisance que s'il n'avait
» jamais été malade. La métamorphose était com-
» plète. Il ne cessait de vanter les eaux de Vichy
» et de se reprocher d'en avoir fait usage si tard.

» Mais bientôt la scène changea. L'hiver com-
» mençait à peine que M.... éprouvait des palpi-
» tations de cœur, qui furent bientôt suivies de
» gêne de la respiration, d'étouffements.

» Ces symptômes ne firent que s'aggraver mal-
» gré les divers moyens que l'on employa, et le
» malade ne tarda pas à succomber. »

Il fut, on ne peut plus évident, que les eaux de Vichy avaient guéri la maladie articulaire; que la diathèse était restée pendant quelques mois à l'état latent, mais que, plus tard, ayant eu besoin de s'alléger par des fluxions, elle avait porté le mouvement fluxionnaire non plus sur les pieds d'où on l'avait chassée, mais bien sur le cœur et l'appareil respiratoire.

Voici un autre fait du même genre :

« M.... sujet depuis plusieurs années à la goutte,
» qui chez lui a pris la forme chronique, se rend
» à Vichy. Il y boit de l'eau, il y prend des bains.

» Il en revient complétement guéri. Mais, deux
» mois plus tard, il est atteint d'une attaque
» d'asthme.

» Depuis lors il éprouvait habituellement une » certaine gêne de la respiration, et de temps à » autre des attaques d'asthme de plus en plus » graves et plus prolongées.

» Enfin, après une de ces attaques qui dura » plus que de coutume, le malade succomba. »

Nous pourrions citer d'autres faits où les eaux de Vichy prises en bains ont donné lieu à des métastases sur les organes les plus importants; mais les faits de ce genre sont aujourd'hui si connus qu'il nous suffit de les énoncer.

§ IX.

EAU DE VICHY EN DOUCHE DANS LA GOUTTE EXTERNE.

On prend, à Vichy, non-seulement des bains, mais on s'y soumet à la douche.

Or, l'action résolutive de la douche est bien plus énergique que celle des bains.

C'est à la douche qu'on a recours quand on a besoin d'un résolutif doué de beaucoup de puissance. Le rhumatisme résiste-t-il sur une articulation, sur une partie musculaire? on a recours à la douche. — Les entorses, les luxations, les fractures, sont-elles compliquées d'un engorgement réfractaire aux résolutifs ordinaires? on a recours à la douche.

Il n'y a donc pas de moyen plus sûr pour faire disparaître la goutte articulaire que d'avoir recours aux douches.

Et alors de deux choses l'une : ou bien on verra se produire sur le champ une métastase, soit sur l'estomac, soit sur les organes thoraciques, soit sur le cerveau, — ou bien tout symptôme morbide disparaîtra, la diathèse passera à l'état latent.

Cette latence de la diathèse durera plusieurs semaines, plusieurs mois, rarement davantage; et alors on verra souvent se manifester une maladie d'un organe plus ou moins important, maladie qu'il sera impossible de ne pas rapporter à la goutte rétrocédée.

Il est des malades qui redoutent la douche quand la goutte n'est qu'aux pieds. Alors, d'après tout ce qui a pu venir à leurs oreilles, ils craignent, selon l'expression vulgaire, que la goutte ne remonte. Mais quand elle se répartit sur les grandes articulations, sur la région lombaire, ils sont moins craintifs; ils cherchent même à se faire illusion sur la nature de la maladie; ils ne croient qu'à l'existence d'un rhumatisme, et la douche est mise en œuvre. Les résultats qu'elle entraîne n'en sont pas moins fâcheux.

Rien de plus évident pour nous que les eaux de Vichy, en bains et surtout en douches, ne soient accompagnées du plus grand danger, par cette raison qu'elles ne font que déplacer la fluxion goutteuse, qu'elles la font disparaître du dehors pour la porter au dedans sur les organes les plus essentiels à la vie.

On nous opposera peut-être que les bains de Vichy n'ont pas une action répercussive telle que nous la signalons, puisqu'il est, au contraire, des cas où, après quelques jours de séjour à Vichy, une attaque de goutte se montre.

Nous répondrons que ces faits, qui ne sont pas communs, montrent que la nature est quelquefois plus puissante que les remèdes ; que la diathèse goutteuse a encore trouvé dans l'économie assez de force pour ne pas se laisser maîtriser par une thérapeutique intempestive.

Et d'ailleurs ne faut-il pas tenir compte des circonstances qui peuvent devenir une cause provocatrice d'une attaque de goutte? Une température froide et humide, telle qu'elle est maintes fois à Vichy, ne peut-elle pas, sur un individu dont le système cutané est devenu plus impressionnable par les bains, amener un refroidissement qui mettra en jeu la diathèse et par suite la fluxion goutteuse?

Enfin, si l'on n'était pas encore convaincu des

dangers que font courir ces eaux, nous rappellerions ce qu'en a dit le professeur Trousseau dans une de ses leçons : « *Mon opinion est qu'il n'existe* » *pas dans le monde une médication plus dange-* » *reuse que celle-là. J'ai certainement vu, pour ma* » *part, plus de* 500 *malades ayant été à Vichy et* » *s'en étant horriblement trouvés ;* et je ne sais pas » en revanche, si mes souvenirs me retraceraient » quelques cas d'amélioration réelle. Ces eaux si » fortement alcalines sont *inconsidérément* prescri- » tes par les médecins, et elles sont *sottement* » prises par les malades. Le péril qui en résulte » est souvent irremédiable. »

Nous n'avons plus rien à ajouter.

§ X.

Eau de Vichy en boisson dans la goutte interne.

Occupons-nous, à présent, de l'emploi des eaux de Vichy dans la goutte interne. Nous verrons si elles méritent ici les mêmes reproches.

L'eau de Vichy pourra être avantageuse dans certaines lésions vitales du tube digestif, dépendant de la goutte.

Ainsi, la dyspepsie, la gastralgie, pourront être

quelquefois guéries ; d'autres fois, on n'obtiendra qu'un amendement plus ou moins notable. — Il en sera de même pour les langueurs, les défaillances d'estomac, — pour des vomissements spasmodiques, — pour la pyrosis, etc.

Dans ces divers cas, ce sera l'eau seule en boisson qui sera utile; elle agira sur la vitalité de l'appareil digestif, et lui imprimera une modification heureuse. Les bains n'ont rien à faire dans cette circonstance.

—

Si la goutte portée sur l'estomac a déterminé l'irritation chronique de cet organe, l'eau de Vichy en boisson pourra encore être avantageuse. Elle est susceptible d'amener la guérison d'une maladie qui apporte la ruine dans la constitution. La réapparition de la goutte sur les articulations peut en être la suite. Les bains sont encore ici pour le moins inutiles.

—

La diarrhée de nature goutteuse exige la plus grande circonspection dans l'emploi de l'eau de Vichy.

Si cette diarrhée n'est pas trop abondante, si elle ne fatigue pas trop le malade, il est généralement nécessaire de la respecter. C'est un chemin que prend la fluxion goutteuse, qui, au moyen de cette évacuation, respecte les autres organes. Supprimer cette diarrhée, c'est exposer le sujet à une métastase sur le foie, le cœur, les poumons, le cerveau.

Ce n'est que dans le cas où elle est trop abondante, que la constitution s'épuise et que les moyens ordinaires sont sans effet, qu'il est permis de songer à la modérer, mais non à la guérir.

Du reste, l'eau de Vichy est seulement prescrite en boisson. Les bains doivent être sévèrement prohibés ; ils affaibliraient davantage les malades, et les exposeraient aussi à des refroidissements d'autant plus à redouter qu'ils sont plus faibles.

—

L'engorgement du foie, résultat, dans bien des cas, de la goutte devenue interne, est généralement accompagné de dyspepsie et d'une détérioration plus ou moins prononcée de l'économie. Quelquefois cet engorgement est porté assez loin pour gêner la circulation du sang dans la veine-porte, et alors il est accompagné de l'épanchement d'une certaine quantité de sérosité dans le péritoine.

Les eaux de Vichy en boisson sont utiles dans cette circonstance ; elles déterminent, du côté de l'organe malade, une excitation qui favorise la résolution de cet engorgement. L'impression avantageuse que fait cette eau sur le tube digestif n'est pas non plus probablement sans exercer une certaine influence sur l'organe hépatique.

Les bains ne trouvent ici aucune indication ; ils ne pourraient avoir qu'un effet nuisible.

—

L'engorgement de la rate, résultat presque aussi fréquent de la goutte interne, est généralement amendé par le traitement propre aux engorgements du foie.

—

Nous avons à peine besoin de rappeler que la gravelle, pour laquelle on prescrit si souvent les eaux de Vichy, est un symptôme de la diathèse goutteuse. Les goutteux ont quelquefois la goutte avant d'avoir la gravelle ; d'autres fois ils ont la gravelle avant d'avoir la goutte ; d'autres fois, enfin, ils ont tout à la fois et la goutte et la gravelle, qui alternent cependant généralement dans leur apparition.

Quelle est l'action des eaux de Vichy dans cette maladie ?

Certains prétendent qu'il y a, dans les eaux de Vichy, une action chimique qui alcalise l'urine et empêche la formation des graviers.

D'autres ne voient, dans ces eaux, qu'une action diurétique qui augmente la quantité des urines et y dissémine les particules terreuses de manière à empêcher leur agglomération. Cet effet est évidemment d'autant plus facile à obtenir, que la boisson est plus abondante, considération capable de donner plus de force à cet argument.

Si les eaux de Vichy n'avaient pas d'autre avantage, il ne vaudrait pas, en vérité, la peine de s'y rendre, attendu qu'après les avoir quittées, les mêmes conditions morbides devraient se reproduire, et que d'ailleurs il serait facile d'obtenir, avec d'autres moyens, un effet analogue.

Si les eaux de Vichy soulagent réellement les individus atteints de la gravelle, il faut leur reconnaître une autre action que celles dont nous venons de parler.

Les eaux de Vichy ont peut-être, sur toute l'économie, une action qui modifie cette disposition à la formation des graviers. D'un côté, en effet, elles améliorent l'état des fonctions digestives, ce qui ne sera jamais indifférent dans quelque maladie que ce soit; tandis que, de l'autre, par la légère excitation qu'elles déterminent, elles favorisent les fonctions de sécrétion des divers organes, ce qui ne peut que débarrasser l'urine des éléments qui sont susceptibles de favoriser la formation des graviers.

Et cependant, quand les malades ont quitté Vichy, ils doivent encore boire de cette eau; — ils doivent, en outre, revenir encore à Vichy pendant plusieurs saisons.

Et, malgré ce traitement prolongé, les graviers reparaissent souvent, — ou bien, s'ils ne se montrent pas, d'autres symptômes de la diathèse goutteuse les remplacent. Ce sont des douleurs aux petites ou aux grandes articulations, etc.

Qu'est-ce que cela prouve? Cela prouve que l'action des eaux de Vichy sur la diathèse goutteuse est fort limitée, et que si elle peut quelque chose, c'est plutôt sur certains symptômes, sur certaines maladies qui en dépendent, ce qui est fort différent.

—

Les eaux de Vichy sont conseillées par quelques médecins dans le diabétès sucré. De quelle utilité peuvent-elles être dans cette maladie?

Si les eaux de Vichy avaient, sur la diathèse goutteuse, une action tant soit peu marquée, nous concevrions leur avantage dans le diabétès sucré ou non sucré. Nous avons, en effet, reconnu, ainsi que nous l'avons déjà dit, que cette maladie ne se montrait guère que chez des goutteux.

La goutte s'est portée sur les reins, et elle y détermine une irritation qui occasionne une sécrétion exagérée du liquide urinaire. Parfois cette irritation en amène sympathiquement une autre dans le foie, qui donne alors du sucre, d'après l'opinion du moins de M. C. Bernard.

Nous ne comprenons pas trop l'avantage des eaux de Vichy dans cette circonstance : d'abord, parce qu'elles sont, comme nous venons de le dire, à peu près impuissantes contre la diathèse, et de plus, parce qu'elles n'exercent qu'une influence nulle ou à peu près nulle sur l'état pathologique du rein qui est le résultat de la fluxion goutteuse.

On assure cependant avoir obtenu de l'amélioration dans des cas assez nombreux. S'il en est ainsi, nous ne pouvons y voir que l'influence avantageuse de ces eaux sur les principales fonctions de l'économie. Sous cette influence, la diathèse goutteuse a été amoindrie, mieux contenue.

—

Nous ne croyons pas non plus qu'on puisse obtenir un avantage réel des eaux de Vichy dans le catarrhe chronique de la vessie, bien que ce catarrhe soit, dans la plupart des cas, symptomatique de la diathèse goutteuse; car, ici encore, ces eaux sont sans action bien marquée sur la diathèse, — et en outre leur action sur la muqueuse vésicale n'est pas plus manifeste.

—

Dans le cas de goutte portée sur le cœur, le Dr Petit voulait, qu'après avoir combattu les symptômes aigus, on eût recours à la médication alcaline, afin, disait-il, de combattre la diathèse goutteuse et s'opposer autant que possible à de nouveaux accidents de cette nature. Il reconnaissait toutefois la nécessité d'apporter plus de prudence dans leur emploi.

La théorie du Dr Petit est toujours la même, toujours erronée. Il ne voit dans les eaux de Vichy qu'un moyen d'alcaliser le sang; et il ne s'aperçoit pas que cette alcalisation n'a qu'une influence presque nulle sur l'état morbide général, ici diathésique. La diathèse, c'est la cause; la qualité des humeurs, c'est l'effet. Si on n'agit que chimiquement sur le sang, comme on le fait avec les eaux de Vichy, il est évident que, la cause persistant, les humeurs reviendront ce qu'elles étaient, lorsqu'on aura cessé d'agir chimiquement sur elles.

Et il faut encore supposer que cette combinaison chimique puisse se faire dans l'économie comme dans une cornue de chimiste, ce qui est loin d'être prouvé.

Non-seulement les eaux de Vichy nous paraissent sans aucun avantage lorsque la goutte s'est portée sur le cœur, mais bien plus elles nous semblent ne pouvoir être que fâcheuses. En boisson, elles détermineront sur le cœur une excitation à peu près inévitable; en bains, elles refouleront le sang sur les organes thoraciques : sur les poumons, sur le cœur lui-même. Il convient donc de s'en abstenir, du moins d'une manière générale, et lorsqu'il n'existe pas des conditions qui doivent faire passer sur cette contre-indication, comme par exemple un état dyspepsique rebelle; mais alors il faut s'abstenir des bains, et n'user de la boisson qu'avec une prudence extrême.

Nous avons eu connaissance de quelques faits de sujets atteints de maladie du cœur par suite de goutte rentrée, qui ont trouvé à Vichy non la guérison, non une amélioration, mais une aggravation de leur mal.

—

Le Dr Petit considérait encore les eaux de Vichy comme étant d'une innocuité complète dans la congestion cérébrale, comme étant même avantageuses dans ce cas.

Nous ne jugerions pas utile de nous occuper d'une pareille question, si les doctrines de ce médecin ne faisaient pas encore loi pour bon nombre de gens de l'art.

Il nous semble à peine nécessaire de signaler, s'il s'agit des bains, que les bains quels qu'ils soient, d'eau minérale ou non minérale, chauds ou froids, ou tièdes, sont toujours accompagnés de danger chez les individus prédisposés aux congestions cérébrales; ils refoulent le sang vers l'organe crânien; ils peuvent provoquer une congestion, et même une hémorrhagie cérébrale. Et ce qu'il est de la plus haute importance de noter, c'est que les goutteux sont, entre tous, les plus sujets à ce genre d'affection. Les bains de Vichy, ne pouvant présenter aucune exception à ce fait tout d'observation, doivent donc être formellement prohibés dans cette circonstance.

Sera-ce l'eau de Vichy en boisson qui pourra

être utile dans la congestion cérébrale chez les goutteux ? On répond par l'affirmative, et voici l'explication que l'on donne :

L'eau de Vichy, dit-on, modifie la crase du sang, amoindrit la prédominance des éléments plastiques ; elle le rend plus fluide.

Supposons qu'il en soit ainsi, est-ce qu'une congestion cérébrale, s'il y a tendance à cet acte morbide, sera moins à craindre parce qu'on aura enlevé au sang une partie de sa plasticité ?

Une congestion se fait, dans ce cas, sur le cerveau, non pas parce que le sang est trop plastique, mais parce qu'il existe dans l'économie un état affectionnel qui détermine la tendance fluxionnaire vers cet organe.

Que l'on rende le sang plus fluide, et l'affection et la tendance fluxionnaire n'en persisteront pas moins, et la congestion cérébrale sera toujours à craindre.

Et d'ailleurs, cette fluidité du sang que l'on a provoquée, n'est-elle pas susceptible d'amener une perturbation plus ou moins prononcée dans les diverses fonctions de l'économie ? Les sécrétions, si nombreuses et si nécessaires dans le système vivant, surtout chez les sujets goutteux, n'en éprouveront-elles pas une atteinte profonde ? Et alors cette congestion que l'on redoutait tant ne devient-elle pas plus imminente et même d'une nature plus grave ?

Peut-on, du reste, continuer, avec la sécurité la plus complète, la fluidification du sang par les eaux de Vichy ! Il faudra bien pourtant s'arrêter. — Et alors qu'arrivera-t-il ? Il arrivera que le sang ne tardera pas à rentrer dans ses conditions premières, et la congestion cérébrale ne tardera pas à se reproduire.

La congestion cérébrale, même chez les individus du tempérament sanguin le plus prononcé, n'est jamais un acte lié uniquement à la trop grande plasticité du sang, mais un acte qui tient par-dessus tout à un état affectionnel ; et si l'on veut combattre cette tendance congestionnelle, ce ne sera pas par une fluidification plus ou moins avérée du sang, mais par des moyens consacrés par l'expérience, tels que ceux qui ont pour but de déplacer cette tendance fluxionnaire, de la porter sur le bas du rectum au moyen de quelques sangsues placées à l'anus, au moyen de quelques aloétiques, etc.

Les eaux de Vichy employées dans cette circonstance, ne peuvent donc qu'inspirer une fausse sécurité et au médecin et au malade. Rien n'est alors plus possible que ce que précisément l'on redoute.

Nous avons eu connaissance de plusieurs faits d'hémoptysie de nature évidemment goutteuse.

Peut-on songer à prescrire les eaux de Vichy dans cette circonstance ? Les bains, refoulant le sang sur la poitrine, doivent faire craindre évidemment une récidive. Nous nous garderions bien de les conseiller dans un cas semblable.

Prescrites en boisson, que feront les eaux de Vichy? Elles détermineront une surexcitation capable de reproduire l'hémoptysie. Ce n'est point à ces eaux qu'il faut avoir recours dans des circonstances semblables.

§ XI.

Résumé par rapport aux eaux de Vichy.

En résumé, les eaux de Vichy seront utiles en boisson dans certaines maladies de l'appareil digestif résultat de la goutte devenue interne;

Elles pourront être utiles dans la gravelle.

Elles seront, au contraire, dangereuses en bains et en douches dans la goutte externe, qu'elles sont susceptibles de faire rétrocéder.

Ces bains et ces douches seront au moins inutiles dans la goutte interne; ils peuvent même n'être pas sans inconvénient.

Nous ne devons pas oublier de signaler que, dans la plupart de ces maladies des cavités splanchniques dépendant de la goutte, l'emploi des dérivatifs cutanés: vésicatoires, cautères, etc., est de nature à seconder avantageusement l'usage des eaux de Vichy à l'intérieur; qu'il faut rarement se dispenser d'avoir recours à leur emploi.

Nous n'avons pas besoin d'ailleurs de dire, qu'il faut avant tout, et par-dessus tout, tâcher de ramener la goutte à l'extérieur par les moyens appropriés dans cette circonstance.

Deux mots enfin pour en finir avec la théorie du Dr Petit, en faveur encore aujourd'hui auprès de divers médecins.

Toute cette théorie est établie, comme nous l'avons signalé, sur l'existence d'un excès d'acide urique dans le sang.

Mais si cet acide ne se trouvait pas dans le sang que deviendrait-elle?

Or, un chimiste dont le nom est une grande autorité, Liebig, a démontré que l'acide urique n'existe pas dans le sang; que c'est un produit accidentel des reins.

Strahl et Lieberkühn [1] n'ont trouvé cet acide dans le sang de certains animaux qu'après leur avoir préalablement enlevé les reins.

Mazuyer dit l'avoir trouvé dans le sang des goutteux.

[1] Note due à l'obligeance de M. le professeur Béchamp.

Que devient la théorie du Dr Petit avec le résultat des expériences de Liebig, de Strahl et de Lieberkühn !....

Ces chimistes auraient-ils pu se tromper ?....

Mazuyer, le seul qui dise avoir trouvé l'acide urique dans le sang des goutteux, aurait-il raison ?.... Dans ce dernier cas, tous nos arguments subsistent.

§ XII.

Eaux sulfureuses dans la goutte, — recommandées par Barthez.

Avant que les eaux de Vichy n'eussent été vantées par le Dr Petit dans la goutte, Barthez avait déjà préconisé les *eaux minérales sulfureuses* dans la même affection.

Barthez faisait aussi des eaux sulfureuses un anti-goutteux, mais non point un anti-goutteux agissant d'une manière chimique, comme le supposait le Dr Petit pour les eaux de Vichy.

Il attribuait à ces eaux des propriétés anti-goutteuses, en raison du soufre qu'elles contiennent, substance qu'il jugeait propre, par ses effets sur l'économie, à modifier cette diathèse.

Or, quelle est la propriété du soufre? C'est un excitant, un excitant spécifique de la peau et des membranes muqueuses.

Le soufre, par son action sur la peau, augmente la transpiration insensible si importante pour tous les individus en général, et pour les goutteux en particulier; par son action sur certaines muqueuses, il peut modifier leurs conditions pathologiques.

C'est en raison de leur composition que les eaux minérales sulfureuses auront une propriété analogue.

—

Les eaux minérales sulfureuses étant très-souvent prescrites dans la goutte, il importe d'examiner ici quel est leur mode d'action, selon qu'on les emploie en boisson, en bains, ou en douches. Nous verrons quels sont les cas dans lesquels elles peuvent être utiles, quels sont ceux dans lesquels elles peuvent être nuisibles.

Les eaux minérales sulfureuses, prises en boisson seulement, déterminent du côté de la peau une excitation qui favorise la transpiration insensible.

Cette excitation se fait également sentir sur les muqueuses, mais elle n'y est pas aussi appréciable, du moins quand elles sont à l'état normal.

Elle est plus appréciable du côté de l'appareil

circulatoire ; le pouls a plus de fréquence, plus de développement.

Les urines sont quelquefois rougeâtres ; souvent chargées de matière terreuse, se déposant parfois au fond du vase, formant d'autres fois sur ses parois une couche plus ou moins épaisse. Leur quantité peut être augmentée.

Quel sera l'effet de cette eau prise seulement en boisson sur une goutte articulaire chronique ?

Nous pensons qu'il pourra y avoir une certaine amélioration en vertu des effets que nous venons de signaler et sur la peau et sur la sécrétion urinaire. Mais nous ne voyons rien de plus au delà de cette amélioration, qui ne pourra même être que fort légère.

Si à l'usage de la boisson s'ajoutent les bains, et surtout les douches, l'effet sera bien différent. La propriété éminemment résolutive de ces deux ordres de moyens, des douches principalement, fera souvent disparaître la goutte des articulations où elle avait son siége.

La goutte sera guérie sur les articulations, mais sera-t-elle guérie dans l'état général ? La diathèse aura-t-elle été annihilée sous l'influence de ce traitement ? Il n'est pas permis de le croire ; elle sera passée à l'état latent. Seulement on peut penser qu'en raison du mode d'action de l'eau sulfureuse sur l'économie, en raison de l'énergie plus grande qu'elle aura donnée à la transpiration insensible, en raison de ces urines chargées de matériaux nuisibles, cette diathèse sera peut-être moins puissante, et restera plus longtemps sans donner lieu à de nouvelles manifestations morbides.

—

Quand la goutte s'était montrée avec des symptômes presque insignifiants; qu'elle n'était pas héréditaire; que les individus étaient encore jeunes et jouissaient d'une bonne constitution, les eaux thermales sulfureuses en boisson, en bains et en douches, ont pu avoir le résultat le plus avantageux qu'on pût désirer, la cure a paru radicale ou presque radicale. Mais ces cas ne sont pas communs. Malgré toutes ces bonnes conditions, ils sont presque exceptionnels.

Voici un fait qui prouve ce que nous avançons :

« Il y a quelques 15 ans, que M..... âgé d'une » trentaine d'années, doué d'une bonne constitu- » tion, issu de parents non goutteux, se rendait » aux eaux sulfureuses de...... pour se débarras- » ser d'une goutte encore légère, mais qui lui » rendait pourtant la marche souvent pénible. Un » pied seul était pris d'une manière sensible.

» M..... fait usage de ces eaux en boisson, en » bains et en douches.

» La guérison est complète au bout de moins
» de 20 jours.

» L'hiver suivant, les pieds sont libres ; mais
» la région lombaire est devenue douloureuse.

» L'été d'après, retour aux mêmes eaux. Même
» traitement. Succès encore complet.

» L'automne n'est pas encore fini que M..... est
» pris de douleurs aux diverses articulations du
» membre supérieur gauche. Les mouvements en
» sont très-pénibles.

» Lorsque la saison des chaleurs revient, M.....
» retourne à.......

» Même emploi de ces eaux : boisson, bains,
» douches sur le membre malade. — Guérison
» entière.

» Deux mois s'étaient à peine écoulés que M.....
» est atteint de dyssenterie sans cause appréciable.

» La persistance de cette maladie pendant deux
» mois environ fait reconnaître sa nature, qui
» n'était évidemment que la goutte rentrée et
» portée sur le gros intestin.

» Enfin la guérison a lieu. Mais quelques se-
» maines plus tard le malade succombait à la suite
» d'une congestion cérébrale. »

Ainsi, malgré les meilleures conditions, la diathèse goutteuse n'a pu être guérie.

Trois fois la maladie a disparu et trois fois elle s'est reproduite sur un point différent. Elle ne change d'abord de siége qu'à l'extérieur ; mais elle finit par devenir interne. De l'intestin elle passe enfin au cerveau, aboutissant si commun de la fluxion goutteuse.

—

On aura peut-être quelque raison de compter sur un effet avantageux des eaux sulfureuses, quand les symptômes de la goutte, symptômes *toutefois légers*, se seront montrés à la suite d'un affaiblissement de l'économie produit par certaines circonstances accidentelles, comme par exemple à la suite de lésions traumatiques, qui auront exigé un traitement de longue durée, à la suite d'une syphilis, d'une blennorrhagie, qui auront nécessité des émissions sanguines, un régime plus ou moins sévère, etc.

On doit supposer que, dans ces cas, la goutte ne s'est montrée que parce que les forces radicales n'ont plus été suffisantes pour la maintenir à l'état latent. On peut espérer qu'au moyen d'un bon régime et des eaux sulfureuses, en boisson et en bains, on fera rentrer l'économie dans ses conditions normales. Nous citons plus loin un fait très-remarquable à l'appui de ce que nous avançons.

—

Quand la goutte, même avec des symptômes légers, se montre sous l'influence de l'hérédité, on ne peut espérer, alors même que toutes les autres conditions sont favorables, que la guérison soit réelle, du moins par rapport à la diathèse. Alors, ou bien la goutte, après un temps plus ou moins long, reparaît sur les articulations, ou bien elle attaque, à l'extérieur, des organes d'un tissu différent, ou bien enfin, ce qui est le plus fâcheux, elle devient interne.

—

Si la goutte est déjà ancienne, si la constitution du malade a profondément souffert, et si surtout l'âge est avancé, que peut-il résulter de l'emploi des eaux sulfureuses en boisson, en bains, en douches? La maladie pourra guérir sur les articulations, cela est vrai; mais les organes intérieurs seront-ils longtemps à l'abri de ses atteintes?

§ XIII.

OPINION DE BARTHEZ SUR LES BAINS ET DOUCHES D'EAUX SULFUREUSES DANS LA GOUTTE. — DES PURGATIFS.

Voici, du reste, avant d'aller plus loin, sur la valeur des bains et des douches d'eaux minérales sulfureuses dans la goutte, l'opinion de Barthez, qui attribuait, il importe de le rappeler, des propriétés antigoutteuses à ces eaux.

« Je pense, dit-il, contre l'opinion générale

» qu'a suivie M. de Sauvages, que quelque utiles » que soient les bains et les douches d'eaux thermales dans la paralysie consécutive du rhumatisme, et qui lui est jointe, leur usage ne » convient pas en général dans la paralysie gout» teuse et particulièrement dans celle qui coexiste » avec des symptômes de goutte aux articula» tions.

» On ne doit jamais les ordonner dans celles-ci » que *lorsqu'il paraît que l'on a combattu suffisamment, par un régime et des remèdes appropriés,* » *la disposition goutteuse de la constitution, de* » *sorte qu'il ne reste plus qu'à guérir la paralysie* » *locale*.

» Si cette condition n'est point remplie, il est » toujours à craindre que ces douches, que ces » bains, par l'irritation vive que ces remèdes cau» sent dans les parties de la surface du corps où on » les applique, ne déterminent facilement une » congestion des humeurs goutteuses sur le cer» veau ou sur quelque autre viscère.

» J'en ai vu un exemple remarquable où les » bains, dans une eau thermale médiocrement » active, portèrent sur le poumon une humeur » goutteuse qui causait des affections paralytiques » pour lesquelles ces bains avaient été ordonnés [1]. »

On voit, par ce passage, combien Barthez con-

[1] *Traité des maladies goutteuses*, t. II, p. 450.

sidérait les bains et les douches d'eaux sulfureuses comme susceptibles de déterminer une métastase fâcheuse de la goutte externe sur les organes intérieurs.

Barthez fait bien, dans le passage que nous avons souligné, une restriction pour les cas où il présume que la disposition goutteuse a été suffisamment combattue par un régime et des remèdes appropriés. Mais ce grand médecin se faisait illusion à cet égard, et cette illusion était d'autant plus naturelle et plus excusable qu'il était atteint lui-même de la goutte.

On est généralement bien convaincu aujourd'hui que la diathèse goutteuse est trop au-dessus de l'action thérapeutique pour qu'elle puisse être assez modifiée par aucun remède, de manière à rendre possible l'emploi de moyens aussi dangereux que les bains et les douches.

Or, quels sont les remèdes au moyen desquels Barthez croit pouvoir dompter la disposition goutteuse et qu'il qualifie même d'*antigoutteux?* Ce sont les toniques, tels que le quinquina, les amers; ce sont les sudorifiques, et, entre autres, la résine de gayac, le soufre, les eaux sulfureuses; ce sont certains antispasmodiques : musc, camphre, assa fœtida; c'est un vin généreux, tel que le vin d'Espagne, etc.

Les purgatifs jouent encore avec lui un rôle

important dans le traitement des maladies goutteuses.

Nous avons à peine besoin de dire qu'on ne reconnaît pas aujourd'hui de véritable antigoutteux, de spécifique de cette maladie, et ce n'est pas dans ce sens que ce mot était employé par Barthez. Malgré les expérimentations sans nombre que l'on a faites, ce remède n'est pas encore trouvé, et les véritables médecins ne sont plus à sa recherche. Certainement le quinquina, les amers, en relevant, soit les forces radicales, soit les forces de l'appareil digestif, qui est si souvent dans un état de langueur déplorable dans cette maladie, contribuent maintes fois à rendre la goutte moins incommode; certainement les sudorifiques ne sont pas sans avantage lorsque toutefois il n'y a pas de contre-indication à leur emploi; mais qu'il y a loin de l'effet que produisent ces remèdes à celui que donnerait un véritable spécifique!

Quant aux purgatifs qui jouent un certain rôle dans la thérapeutique de Barthez, bien qu'il montre une certaine réserve à leur égard, il leur accorde, dans cette maladie, des avantages qu'ils sont loin, à notre avis, de posséder.

Cette question des purgatifs dans la goutte étant, selon nous, d'une importance extrême, nous nous y arrêterons un instant, attendu que ce genre de remèdes joue, auprès de bon nombre de médecins, un certain rôle dans l'emploi des eaux thermales sulfureuses ou autres contre la goutte.

Pour ne pas marcher au hasard dans cette grave question, nous examinerons, d'un côté, quel est le mode d'action des purgatifs sur l'économie ; nous verrons, de l'autre, quelles sont les tendances de la goutte, quelle est sa marche la plus ordinaire.

Les purgatifs, la chose est suffisamment connue, possèdent entre autres propriétés, comme nous l'avons déjà signalé au commencement de ce travail, celle de détourner les mouvements, soit physiologiques, soit pathologiques, de la périphérie et de les amener à l'intérieur. Ils diminuent la transpiration insensible ; ils font disparaître une fluxion portée sur l'œil, sur la peau, etc., par l'action révulsive qu'ils exercent sur le tube digestif.

Cette action des purgatifs sur la transpiration insensible, action qui n'est pas toujours suffisamment appréciée, est d'autant plus fâcheuse dans la goutte que c'est surtout par cette voie que peut être faite avec avantage l'élimination de principes qui jouent un rôle important dans le développement de cette maladie.

N'est-ce pas, en effet, en raison de l'activité de la transpiration insensible qu'est réduite quelquefois à l'état latent la diathèse goutteuse chez les sujets qui font un exercice convenable ?

Et n'est-ce pas, au contraire, parce que la transpiration insensible se fait mal chez les gens riches, inactifs, indolents, qu'une goutte, qui eût peut-être, sans ces conditions, resté chez eux en germe, prend des proportions parfois si intenses?

. . . .

Quelle est à présent la tendance de la goutte externe? Sa tendance, naturelle en quelque sorte, nous l'avons déjà dit, est de se porter sur les organes intérieurs, surtout quand la diminution progressive des forces ralentira le mouvement expansif qui se fait à la périphérie. Alors la goutte se réfugiera sur les organes internes, et ce sera souvent en premier lieu sur les intestins, sur l'estomac, sur le foie.

Il y a donc tout à la fois tendance vers les organes intérieurs, et principalement vers l'appareil digestif, et des purgatifs et de la goutte.

Il sera par conséquent à peu près inévitable, quand on prescrira un purgatif à un goutteux, que la goutte ne vienne se porter sur cet appareil. Le danger sera d'autant plus grand que les purgatifs seront plus énergiques, plus fréquents, et que la constitution du malade sera plus faible.

Nous concevons qu'un purgatif puisse être nécessaire dans certains cas d'apoplexie goutteuse, pour détourner la fluxion qui se fait sur le cerveau, quoique nous leur préférions généralement les vésicatoires aux jambes; l'indication peut être ici au-dessus de la contre-indication. Nous concevons encore qu'un purgatif puisse être nécessaire dans un état gastrique bilieux ou muqueux porté à un très-haut degré, lorsque l'attaque de goutte est à son déclin bien confirmé, bien que sa prescription ne puisse être faite encore ici sans une véritable crainte. — Mais donner un purgatif dans l'idée qu'il entraînera avec les selles l'humeur goutteuse, ou du moins une partie des principes qui contribuent à la former, à la provoquer, c'est ce que nous ne saurions admettre. Et cependant, c'est dans cette intention que Barthez conseille leur emploi ; c'est dans cette intention qu'ils sont si souvent prescrits.

Barthez fait toutefois pour ce médicament des réserves dont on n'a pas toujours tenu compte.

Ainsi il recommande, dans les premiers temps d'une attaque de goutte, « de faire attention de » n'être pas induit en erreur par des signes apparents de la saburre, comme est, par exemple, » une couche sale qui couvre la langue ; qu'il est » des sujets chez lesquels, dans ces circonstances, » les vomitifs et les purgatifs pourraient attirer la » goutte sur l'estomac et les intestins, loin d'en » favoriser la détermination sur les extrémités. »

Il ajoute plus loin : « Les purgatifs faibles donnés pendant l'attaque régulière de goutte simple » et même sur son déclin, peuvent rendre la goutte

» anomale ou la faire remonter, quoiqu'ils soient
» sans doute moins puissants pour produire cet
» effet que ne seraient des purgatifs forts. »

Et cependant Barthez, quelques pages plus loin, semble oublier ce qu'il vient de dire, car il écrit : « Dans tous les cas où l'on peut craindre qu'une » fièvre putride des premières voies ne se joigne » à l'attaque de goutte, il faut suivre le conseil » qu'Hoffmann donne généralement de faire pren- » dre, *quand l'attaque de goutte est imminente,* de » la rhubarbe, de la crème de tartre ou même de » la poudre cornachine, pour nettoyer les premiè- » res voies des matières dépravées qui passeraient » dans le sang, aggraveraient les douleurs, etc. »

Un purgatif nous semble tout aussi dangereux dans cette circonstance que s'il n'y avait pas de fièvre putride à craindre; il sera tout aussi capable d'amener sur le digestif la fluxion goutteuse qui est dans *l'imminence* de son invasion.

Et d'ailleurs qu'est-ce que cette *fièvre putride des premières voies?* On l'admettait probablement à cette époque; mais pourrait-on l'accepter aujourd'hui?

Dans le cas de complication gastrique bilieuse avec une attaque de goutte, il convient d'avoir recours à des moyens moins dangereux que ne l'est un purgatif. Telle doit être, ce nous semble, la règle générale; les exceptions ne peuvent être que rares.

Barthez conseille encore les purgatifs, doux toutefois, « dans les rémissions de la fièvre qui ac-
» compagne la goutte, lorsque cette fièvre n'est ni
» inflammatoire ni putride. »

Mais dans quelle intention les prescrit-il ici? si ce n'est pour porter vers les voies digestives les humeurs, qu'il considère comme pouvant favoriser le développement de la fluxion goutteuse. Comme si, en sollicitant ces évacuations, on ne s'exposait pas à fixer la maladie sur un appareil pour lequel elle a une prédilection si marquée. Le danger auquel est exposé le sujet est moindre, à la vérité, dans la rémission de la fièvre; la métastase sera moins prompte, moins évidente; elle sera accompagnée peut-être de symptômes plus obscurs; on se croira même à peu près sûr qu'elle ne peut avoir lieu. Mais il n'en est pas moins certain que ce purgatif ne passera pas inaperçu de l'affection goutteuse, et qu'à cette sorte d'invitation qu'on vient de lui faire sur le tube digestif, elle ne manquera pas tôt ou tard de répondre, et qu'elle y répondra surtout, si cette invitation est renouvelée par un purgatif ultérieur.

Ce genre de remède nous paraît donc dangereux, même dans cette rémission de la fièvre qui n'est ni inflammatoire, ni putride.

C'est principalement, ajoute plus loin notre grand physiologiste, « dans les attaques de goutte

» irrégulièrement prolongées que peuvent conve-
» nir les vomitifs et les purgatifs d'une grande
» force, tels que les anciens les ont conseillés
» trop généralement dans toutes les attaques de
» goutte. »

Et cependant, à la page suivante, nous voyons Barthez, craignant probablement de s'être trop avancé, écrire : « Il paraît qu'un tel traitement
» par des purgatifs énergiques ne pouvait con-
» venir qu'à des hommes de constitution athléti-
» que ou très-robuste, chez qui même il devait
» être fort périlleux dans les attaques régulières
» de la goutte. »

Et il ajoute : « Il est facile de voir combien,
» dans ces attaques régulières, les purgatifs fort
» actifs sont déplacés, tant au commencement de
» l'attaque, où ils peuvent troubler pernicieuse-
» ment sa marche salutaire, qu'au déclin, ou
» immédiatement après la fin de l'attaque. » Mais pourquoi alors a-t-il émis plus haut une opinion contraire; pourquoi a-t-il dit qu'ils pouvaient convenir ?

Barthez continue : « Même dans les attaques de
» goutte irrégulièrement prolongées, les purgatifs
» me semblent ne pouvoir être d'une grande utilité
» qu'autant que le temps de les donner, leur choix,
» leur administration, se rapportent aux règles
» suivantes. »

D'après ces règles, qu'il annonce être fondées

sur son expérience pratique, il considère les purgatifs comme d'autant plus indiqués :

« 1° Qu'il y a plus de fixité du dépôt de la » goutte sur les articulations, et d'autant plus » contre-indiqués que la constitution du malade » est plus affaiblie par l'âge et d'autres circons- » tances, et qu'il est plus affecté d'une infirmité » relative des organes digestifs ou des autres vis- » cères.

» 2° Quand le dépôt goutteux sur les articula- » tions paraît être assez fixé, et quand les purga- » tifs ne sont point assez contre-indiqués pour » qu'on ne puisse les employer à détourner les » renouvellements de la fluxion goutteuse, on » peut donner, ainsi que Fernel l'a conseillé, *dans* » *l'attaque de goutte, à deux ou trois reprises, des* » *purgatifs assez forts pour attirer les humeurs des* » *extrémités du corps et qui évacuent plus qu'ils* » *n'excitent la goutte par leur effet irritant.*

» 3° Les purgatifs qui peuvent être indiqués » dans l'attaque de goutte irrégulièrement prolon- » gée doivent être proportionnés à l'affaiblissement » général de la constitution, et particulièrement » des organes digestifs.... Il faut préférer les pur- » gatifs d'une activité médiocre qui sont amers, » stomachiques, etc. »

Mais est-il bien sûr que les purgatifs, même dans ces conditions qui paraissent les plus favorables à Barthez, n'amèneront pas le principe goutteux sur l'appareil digestif pour lequel il a tant d'affinité? Les premiers purgatifs n'auront peut-être pas d'effet immédiatement fâcheux, mais ils prépareront le terrain; ils le disposeront à recevoir la fluxion goutteuse lors d'une attaque nouvelle; ils le prépareront d'autant mieux qu'ils exercent sur cet appareil une action débilitante en même temps qu'ils l'irritent.

Barthez n'est pourtant pas tout à fait rassuré sur l'effet des purgatifs, car il ajoute : « Dans les cas » douteux où l'on peut craindre l'action équivoque » et les suites des purgatifs, il peut être convena» ble de faire prendre un calmant, dès qu'ils auront » produit des évacuations suffisantes, pour empê» cher qu'ils n'excitent les mouvements de la » goutte. »

Nous sommes fort porté à penser que s'il y a ici quelque action équivoque à craindre, ce sera plutôt celle du calmant que celle du purgatif. Comment croire en effet que ce purgatif sera capable de déterminer des évacuations alvines sans mettre en jeu la fluxion goutteuse, et comment croire que ce calmant puisse la prévenir ou la faire rétrograder?

Dans les attaques de goutte irrégulièrement prolongées, Barthez a dans l'idée qu'il rendra les purgatifs plus avantageux, — nous devrions plutôt dire moins dangereux, — en les associant avec les aromatiques, ou même avec le quinquina.

D'autres fois, il fait alterner le quinquina ou quelque autre tonique avec les purgatifs.

Lorsque Barthez s'occupe des remèdes préservatifs d'une attaque de goutte, il considère encore les purgatifs comme utiles.

« Chez les hommes mélancoliques et hypocon-
» driaques, il est souvent nécessaire, dit-il, d'en-
» tremêler des purgatifs dans l'usage combiné du
» quinquina et des préparations martiales, surtout
» chez les sujets dont le tissu du corps est lâche et
» spongieux, et lorsqu'il y a empâtement des vis-
» cères du bas-ventre. »

Les purgatifs ne nous paraissent pas non plus sans inconvénient dans pareille circonstance.

—

Ce qui nous semble bien évident dans cette question des purgatifs, c'est que Barthez, tout vitaliste qu'il est, ne peut se soustraire complétement à l'influence des doctrines humorales qui dominaient à son époque, et qu'il suppose que les purgatifs vont entraîner avec les selles, les principes, les matières, les humeurs qui engendrent ou provoquent la goutte, théorie qu'il serait dangereux d'admettre et qui est bien excusable quand on sait sur quelles illusions elle était appuyée.

Ce qui nous paraît non moins évident, c'est que l'illustre physiologiste ne peut se refuser à reconnaître tout ce qu'il y a de dangereux dans leur administration.

Si nous nous sommes autant étendu sur cette question des purgatifs dans la goutte, c'est que pour nous cette question est capitale; c'est que, pour une foule de médecins, les purgatifs sont un moyen de préparation pour l'usage des eaux sulfureuses et autres ; c'est que, pour certains, ils font partie du traitement à suivre pendant l'usage de ces eaux.

Non, les purgatifs ne conviennent pas aux goutteux :

1° Parce qu'ils diminuent les forces radicales qu'il faut toujours ménager, parce que mieux elles sont conservées, mieux elles maîtrisent la diathèse goutteuse ;

2° Parce qu'ils troublent, qu'ils diminuent la transpiration insensible, si nécessaire chez les goutteux ;

3° Parce qu'ils ont pour effet d'éloigner les mouvements pathologiques de la périphérie, et de les porter à l'intérieur, sur l'appareil digestif de préférence ;

4° Parce que, lors même qu'ils ne portent pas la goutte sur cet appareil, ils lui impriment une débilitation fâcheuse.

Prescrits, soit comme préparant à l'usage des

eaux thermales sulfureuses ou autres, soit pendant leur administration, ils peuvent certainement concourir à faire disparaître une goutte externe, mais ils contribueront aussi à l'amener à l'intérieur.

Il nous semble donc bien certain que rien n'autorise à penser, que par quelque moyen que ce soit : purgatifs, ou autres, on ait pu réussir à rendre la goutte tout à fait locale ; — que rien n'autorise à penser, que les bains et les douches pourront être employés sans faire courir aux malades un danger réel. Nous faisons peut-être toutefois une exception pour les cas que nous avons déjà signalés ; — et à ces cas nous croyons pouvoir joindre les suivants, dans lesquels cette indication nous paraît plus positive.

§ XIV.

DES CAS QUI PEUVENT RÉCLAMER L'EMPLOI DES BAINS ET DES DOUCHES D'EAUX THERMALES SULFUREUSES.

La goutte qui frappe une articulation ne se borne pas toujours aux parties qui la constituent ; elle ne se borne pas à l'entourer, à la couvrir même de matière tophacée, elle attaque maintes fois aussi les tendons et les muscles qui l'avoisinent ; elle détermine leur rétraction, leur contracture.

Rien de commun, par exemple, comme la déformation des doigts et des orteils dans de pareilles circonstances.

Mais ce qui est plus rare, c'est de voir la déformation porter sur le pied en entier, sur la jambe, sur la cuisse; sur les diverses parties du membre supérieur, sur la mâchoire.

Le pied peut être porté dans l'extension par la contracture du soléaire; la jambe peut être fléchie sur la cuisse par la contracture des jumeaux, des muscles de la partie postérieure de la cuisse; les mouvements de la mâchoire peuvent être rendus impossibles par la contracture des masseters, des temporaux, des ptérygoïdiens.

Dans ces divers cas de contracture, les douches peuvent être utiles; elles peuvent porter la perturbation dans l'acte morbide qui frappe les muscles et les tendons; elles peuvent en provoquer la résolution et ramener ces parties dans leurs conditions normales.

Il importe beaucoup toutefois de savoir choisir le moment favorable pour l'application de ces douches. Ce n'est pas, en effet, dans la période d'irritation, alors que cette rétraction est accompagnée d'une douleur plus ou moins vive, qu'elles peuvent être employées; elles ne feraient, dans ce moment, qu'augmenter et la douleur et la rétraction.

Dans cette première période, il faut avoir recours aux topiques émollients, qui, en calmant la douleur, peuvent rendre aux muscles et aux tendons leur souplesse première.

Ce n'est que dans la deuxième période, alors que l'irritation et la douleur ont plus ou moins complétement disparu, que les douches peuvent avoir un effet avantageux. Mais il ne faut pas trop différer, car un muscle passé à l'état de contracture revient difficilement à ses conditions normales quand la maladie est ancienne; et d'ailleurs, l'immobilité seule de l'articulation est capable d'en amener l'ankylose. Barthez cite cependant le cas d'une demoiselle chez qui une rétraction des jambes existant depuis trois ans fut guérie par les douches en six semaines.

Ces topiques émollients dans la première période, ces douches dans la deuxième, sont-ils sans inconvénient? Nous n'oserions l'assurer. Les uns et les autres sont certainement capables de faire refouler la fluxion goutteuse sur les organes internes; mais ces déformations sont si fâcheuses, qu'on est bien autorisé à mettre en usage ce qui peut les empêcher. Il importe donc d'agir avec prudence dans cet emploi des topiques émollients; et il importe non moins de n'avoir recours aux douches que lorsqu'on a quelque raison de croire que la fluxion goutteuse est terminée, et que l'on n'a d'ailleurs d'espoir qu'en ce moyen.

—

Un autre cas de goutte externe qui peut réclamer l'emploi des bains et surtout des douches d'eaux thermales sulfureuses, c'est la sciatique goutteuse.

La sciatique goutteuse donne lieu à des douleurs plus ou moins vives, à une impotence complète du membre où elle a son siége; elle tend à ruiner la constitution par le dérangement qu'elle apporte dans la plupart des fonctions. C'est une maladie qu'il importe de guérir.

Les indications sont positives : il faut d'abord chercher à ramener la goutte sur l'articulation qu'elle a abandonnée.

Si on ne réussit pas dans l'emploi de ce moyen, on a recours au traitement ordinaire de la sciatique goutteuse ou rhumatismale. On fait d'abord appliquer des sangsues sur le trajet du nerf sciatique, et l'on en vient ensuite aux vésicatoires, aux cautères volants.

C'est dans le cas d'insuccès de ces divers moyens que l'on peut avoir recours aux eaux thermales sulfureuses dont le malade fait usage en boisson, en bains et surtout en douches. La guérison est possible.

Mais ne surviendra-t-il pas plus tard d'autres maladies, résultat du déplacement de la goutte? On ne saurait nullement s'en flatter.

Ce que l'on a surtout en vue dans ce traitement de la sciatique goutteuse, c'est de débarrasser le sujet d'une maladie intolérable, incompatible avec la vie. Voilà le but qu'il faut tâcher d'obtenir.

Voici un fait qui vient à l'appui de ce que nous venons de dire :

« M....., âgé d'environ 30 ans, d'un tempéra-
» ment bilieux-sanguin, d'une forte constitution,
» sujet à une goutte irrégulière, ennuyé de souf-
» frir depuis plusieurs jours d'une douleur vive
» dans la région du tarse du côté droit, applique
» sur cette région un cataplasme de farine de lin
» à peu près froid.

» Quelques heures plus tard, la douleur du pied
» a disparu, mais elle a été remplacée par une
» douleur vive à la région postérieure de la cuisse,
» dans la direction du nerf sciatique.

» On cherche en vain à ramener la fluxion sur
» son siége primitif; tout est inutile.

» On en vient à une application de sangsues sur
» le trajet du nerf sciatique, application que l'on
» fait suivre de celle de vésicatoires volants, — et
» plus tard, enfin, de celle de cautères sur la
» même région. On n'en est pas plus avancé.

» Le malade ne peut marcher qu'avec beaucoup
» de peine, soutenu par des béquilles. Les dou-
» leurs ne cessent pas dans le trajet du nerf; elles
» sont surtout très-vives dans les divers mouve-
» ments du membre.

» On conseille les eaux salines de.... Le malade
» s'y rend, y boit de l'eau, prend des bains et des
» douches. — Séjour d'un mois. — Insuccès com-
» plet.

» Même état pendant tout le temps qui s'écoule » depuis lors jusques au commencement de l'été » de l'année suivante. Le malade se rend alors aux » eaux sulfureuses d'Aix-en-Savoie, ne pouvant » toujours marcher qu'au moyen de béquilles.

» Il y fait usage de l'eau en boisson, en bains, » en douches.

» Une amélioration ne tarde pas à se montrer; » elle fait des progrès rapides, et, après cinq se- » maines de traitement, M..... a jeté ses béquilles » et recouvré l'usage complet de son membre.

» Une douzaine d'ans se sont écoulés depuis lors, » et la sciatique n'a pas reparu.

» M..... n'est pas toutefois guéri de la diathèse » goutteuse, attendu que de temps à autre il » éprouve, tantôt des coliques intestinales, des » crampes d'estomac, tantôt des palpitations de » cœur avec anxiété dans la région de cet organe, » tantôt des douleurs dans les articulations ou dans » la région lombaire; mais ces divers symptômes, » quoique fort incommodes, n'ont pas une durée » qui dépasse quelques jours. Des soins bien ad- » ministrés en viennent à bout. La santé, à ces » accidents près, est du reste très-bonne. »

On ne saurait donc, ce nous semble, se refuser à reconnaître, dans des cas pareils, la nécessité de recourir à un moyen semblable.

Le catarrhe chronique de la vessie de nature goutteuse, et c'est avec ce caractère qu'il se présente le plus souvent, est encore une maladie dans laquelle on prescrit les eaux sulfureuses en boisson et en bains. On espère dans ces eaux, soit en raison de leur action sur la muqueuse vésicale, action propre à la modifier d'une manière avantageuse, soit en raison de leur action sur toute l'économie. Et cependant telle est la résistance de cette maladie à la thérapeutique la mieux entendue que les succès ne sont pas communs.

—

Nous considérons les eaux thermales sulfureuses en boisson, en bains et surtout en douches, comme pouvant être très-avantageuses dans la spermatorrhée de nature goutteuse.

« Nous avons connu un jeune homme qui, vers » la fin d'une blennorrhagie qui nécessita un trai- » tement de longue durée, éprouva quelques lé- » gères douleurs de goutte aux pieds et aux mains, » douleurs qu'il n'avait jamais ressenties aupara- » vant.

» La blennorrhagie guérit, les douleurs articu- » laires disparurent, mais il se manifestait en » même temps une sensibilité anormale du côté » des vésicules séminales.

» La station assise n'était possible que sur des » siéges qui ne fussent pas susceptibles de donner

» de la chaleur ; le décubitus au lit ne pouvait avoir
» lieu que sur le côté ; sans cette précaution, l'é-
» mission de matière séminale était à craindre. Les
» mouvements de la voiture étaient très-difficiles
» à supporter par la même raison ; ils constituaient
» presque une torture.

» Nous conseillâmes à ce jeune homme les eaux
» sulfureuses du Vernet. Il devait en faire usage
» en boisson, en bains et surtout en douches sur
» le périnée, car nous pensions qu'il fallait mo-
» difier profondément la vitalité de la région sper-
» matique.

» Dès les premiers jours de son séjour au Ver-
» net, qui furent consacrés à la boisson et aux
» bains, les urines du malade présentèrent, au
» fond du vase, une certaine quantité de matière
» terreuse, et, en outre, sur les parois même du
» vase, une matière semblable qui y était très-
» adhérente, qu'on n'en détachait qu'avec peine.

» Il y avait déjà de l'amélioration dans l'état du
» malade, mais cette amélioration devint bien plus
» sensible dès qu'il commença à faire usage de
» douches à température élevée frappant le péri-
» née. A la quinzième douche, il n'existait plus
» de trace de son mal ; la sensibilité anormale des
» vésicules séminales avait disparu ; la guérison
» était complète. »

Nous avons revu ce jeune homme dix ans plus tard, et la guérison ne s'était pas démentie. Il ne s'était plus montré de symptômes de goutte, ni de perte involontaire de semence.

Ce qu'il y a de remarquable dans ce fait, c'est non-seulement le succès obtenu d'une manière si rapide dans une maladie parfois réfractaire à la thérapeutique, mais c'est encore cette apparition de symptômes de goutte sous l'influence d'une débilitation de l'économie. Jusques à cette époque, la diathèse goutteuse était restée à l'état latent; — elle se montre quand elle n'est plus retenue par des forces suffisantes; — elle disparaît, elle revient à l'état latent lorsque la santé se rétablit.

Ce genre de traitement, que nous avons vu réussir dans d'autres cas analogues, nous paraît mériter la préférence sur tous ceux qu'on emploie dans cette circonstance.

Quelle que soit l'affection, diathésique ou non diathésique, qui occasionne cette maladie, il y a indication de modifier avec vigueur la région spermatique, de lui rendre le ton qu'elle a perdu, et cet effet est obtenu principalement par des douches énergiques et à une température élevée : 50 à 55 degrés centigrades, telles que les recevait le sujet de notre observation.

—

Les flueurs blanches, qui constituent si souvent la forme que prend la goutte chez la femme, forme à peu près larvée, reçoivent maintes fois pour prescription les eaux sulfureuses en boisson, en bains, en douches vaginales.

Les guérisons complètes sont rares, et fort heureusement elles sont rares, car les maladies les plus graves pourraient en être le résultat.

La suppression de ces flueurs blanches a été suivie, tantôt d'engorgement de la matrice, ou même d'une véritable métrite, tantôt d'abcès ou de kyste de l'ovaire, tantôt de maladie du foie ou du tube digestif, tantôt de maladies des organes thoraciques ou crâniens.

Tout ce que l'on peut désirer, quand on prescrit ces eaux dans des conditions pareilles, c'est qu'elles rendent la maladie plus supportable ; — et l'on ne doit du reste les prescrire que lorsque l'affection est à peu près intolérable, soit par elle-même, soit par les sympathies fâcheuses qu'elle détermine sur divers organes, et surtout du côté de l'estomac.

§ XV.

EAUX SULFUREUSES EN BOISSON DANS LA GOUTTE INTERNE.

Nous allons à présent nous occuper des cas dans lesquels les eaux sulfureuses ne peuvent être prises qu'en boisson, à l'exclusion formelle de tout autre mode d'emploi.

Rien n'est commun, chez les goutteux avancés en âge, comme le catarrhe pulmonaire chronique, avec ou sans engorgement de la muqueuse respiratoire, accompagné d'une expectoration souvent très-abondante.

C'est à la diathèse goutteuse que revient généralement ce catarrhe pulmonaire dit *pituiteux*, qui fournit cette quantité parfois énorme de mucosités semblables à du blanc d'œuf.

On a vu des médecins, en face de cette maladie, prescrire des balsamiques, de la térébenthine, du goudron, médicaments qui suppriment l'expectoration sans avoir aucune action sur la fluxion goutteuse.

Et qu'arrive-t-il alors? C'est que la fluxion qui

persiste sur la muqueuse respiratoire, et qui s'épuisait dans la sécrétion des mucosités, cette fluxion se concentre dans le tissu de la membrane, détermine son engorgement, et rend la respiration de plus en plus difficile. Au lieu d'un catarrhe avec expectoration et respiration faciles, on a un catarrhe sec accompagné d'anhélation.

Dans d'autres cas, la fluxion abandonne la muqueuse respiratoire et se concentre sur le parenchyme pulmonaire, donnant lieu tantôt à une pneumonie, tantôt à l'œdème du poumon.

Dans quelques cas, c'est la plèvre qui est l'aboutissant de la fluxion. On a alors une pleurésie ou un hydrothorax.

Le traitement de ces catarrhes doit être autrement conçu.

Il y a pour les produire une fluxion de nature goutteuse; il y a une irritation chronique de la muqueuse. De là deux ordres d'indication.

La première indication consiste, quand on ne peut pas rappeler la goutte sur les articulations, à détourner la fluxion par des moyens appropriés, c'est-à-dire par des dérivatifs cutanés, au premier rang desquels nous plaçons les vésicatoires, et dans certains cas un cautère permanent au bras ou à la jambe. Des vêtements chauds, etc., sont en outre nécessaires.

Lorsqu'il s'est écoulé assez de temps pour faire

supposer que la fluxion a pu être détournée, on en vient à l'emploi des moyens propres à amener la résolution de l'irritation de la muqueuse, et parmi ces moyens figurent certaines eaux minérales sulfureuses, telles que celles des Eaux-Bonnes, de Cauterets, etc., en boisson, mais en boisson seulement.

Ces eaux sulfureuses déterminent une excitation qui, modifiant la vitalité de la muqueuse respiratoire, détermine d'abord une expectoration plus abondante.

Cette expectoration diminue progressivement, et progressivement aussi se résout l'engorgement.

C'est ainsi que la guérison arrive. La réapparition de la goutte sur les articulations en est quelquefois le résultat.

Cependant, quand le catarrhe pulmonaire est ancien, que l'expectoration est abondante, que l'individu est avancé en âge, il serait peut-être fâcheux d'obtenir une guérison complète. A cette guérison du catarrhe pourrait succéder une maladie du parenchyme pulmonaire ou de la plèvre. Il s'agit donc, dans des cas pareils, d'obtenir un certain amendement, mais non une guérison entière, qui est du reste fort rare tant qu'on n'emploie pas les remèdes propres à supprimer l'expectoration.

L'asthme nerveux est une maladie qui est souvent sous l'influence d'une goutte tantôt larvée, tantôt rétrocédée.

Nous sommes fort porté à croire que les eaux sulfureuses en boisson ne seraient pas sans avantage dans cette circonstance; elles modifieraient la vitalité de l'appareil nerveux respiratoire, elles lui rendraient le ton qu'il a perdu.

Il ne faudrait pas toutefois s'en tenir à cette seule prescription; il y en a une plus importante à remplir : c'est celle qui consiste à détourner l'irradiation fluxionnaire qui se fait sur cet appareil nerveux.

On remplit cette deuxième indication, qui doit généralement précéder la première, en tâchant de ramener la goutte sur les articulations, et, quand la chose n'est pas possible, en ayant recours aux dérivatifs cutanés, et surtout à un cautère, que l'on place au bras, à la jambe.

Quant aux bains d'eaux sulfureuses, nous les considérons comme tout aussi nuisibles dans cette maladie que dans toutes les maladies de poitrine, soit parce qu'ils refoulent le sang vers cette cavité, soit parce qu'ils exposent les sujets aux refroidissements.

—

L'hémoptysie n'est pas rare sous l'influence de la goutte. On l'observe ordinairement chez les individus issus de père et mère dont l'un avait la goutte et l'autre la poitrine délicate. C'est l'hérédité qui fait cette hémoptysie goutteuse.

La première indication consiste à éloigner toute chance de mouvement fluxionnaire sur la poitrine, et tout d'abord il faut maintenir la goutte sur les articulations; l'y ramener, si elle s'en est éloignée, par des moyens convenables.

Dans la plupart des cas, un exutoire permanent à la jambe est indispensable ; il contribue puissamment à éloigner les mouvements fluxionnaires du thorax.

La deuxième indication consiste à calmer l'irritation qui existe du côté de la muqueuse respiratoire. On la remplit au moyen des émollients, tels que le lait d'ânesse, les bouillons d'escargots, de mou de veau, etc.

Ce n'est que lorsque ces indications sont remplies qu'il peut être permis de recourir aux eaux thermales sulfureuses en boisson.

Mais que de prudence ne faut-il pas apporter dans leur emploi !

Ces eaux possèdent des propriétés excitantes des muqueuses, de la muqueuse respiratoire notamment, et de plus elles portent l'excitation dans le système circulatoire.

En les prescrivant dans l'hémoptysie, il faut donc le faire de manière à ce qu'elles ne produisent que le degré d'excitation nécessaire pour modifier la vitalité de la muqueuse, de manière à lui rendre son ton normal. Si ce degré est dépassé, l'hémoptysie est à redouter, soit par l'excitation produite sur cette membrane, soit par la surexcitation du système circulatoire.

Il y aura contre-indication de l'eau sulfureuse dans l'hémoptysie goutteuse, quand elle sera accompagnée de symptômes qui annoncent l'existence d'un mouvement fluxionnaire plus ou moins prononcé sur la poitrine, tels que douleurs sur quelque point de cette cavité, gêne de la respiration, mouvement fébrile, soit continu avec exacerbations le soir, soit n'apparaissant qu'à l'entrée de la nuit, etc.

Les eaux sulfureuses, quoique toujours à redouter dans l'hémoptysie, de quelque nature qu'elle soit, semblent cependant présenter moins de danger dans celle qui est de nature goutteuse que dans celle qui est sous la dépendance de la diathèse scrofuleuse. Dans celle-ci, il y a plus de susceptibilité de l'organe pulmonaire; les eaux sulfureuses peuvent plus facilement faire reparaître l'hémoptysie ou l'augmenter; elles peuvent déterminer la formation des tubercules. Aussi considérons-nous ces eaux comme généralement contre-indiquées dans l'hémoptysie de cette dernière espèce.

Quant aux bains, c'est ici plus que jamais qu'ils présentent de danger. Puisqu'ils refoulent le sang sur la poitrine, ce dont on ne saurait douter, ils seraient éminemment aptes à provoquer une hémoptysie nouvelle.

—

L'angine n'est pas rare chez les goutteux, surtout chez ceux qui, par l'hérédité, ont le gosier délicat.

Si cette maladie est devenue chronique, les eaux sulfureuses peuvent encore ici être utiles, mais seulement en boisson, en gargarismes.

L'indication de maintenir ou de ramener la goutte sur les articulations, de favoriser la transpiration par des vêtements chauds, ne doit jamais être oubliée.

Bien souvent ces moyens seuls sont insuffisants; l'angine persiste parce que la fluxion n'est pas suffisamment détournée. Un vésicatoire au bras est généralement nécessaire; — et, dans les cas où la maladie est opiniâtre, on n'en vient à bout qu'au moyen d'un cautère permanent placé au membre supérieur ou inférieur.

—

Les cautères permanents, que nous recommandons dans ces maladies chroniques des voies respiratoires, sont fortement conseillés dans la goutte par Barthez. « Les cautères établis aux extrémités » sont, dit-il, des remèdes utiles et quelquefois » nécessaires pour détruire la surabondance des » humeurs goutteuses ou qui peuvent le devenir. »

Entre autres exemples de leurs bons effets, il cite l'observation de Gradus, qui dit que, par le moyen d'un cautère, il garantit entièrement du retour de la goutte un homme qui était tout goutteux.

Nous ne pensons pas qu'on puisse se flatter de guérir la goutte avec un cautère, mais elle peut devenir plus supportable.

Un cautère peut d'ailleurs puissamment contribuer à éloigner de la poitrine ou du cerveau une tendance fluxionnaire.

§ XVI.

RÉSUMÉ PAR RAPPORT AUX EAUX SULFUREUSES.

Nous nous résumons :

Les eaux minérales sulfureuses ne doivent pas être employées dans la goutte externe, soit sous forme de bains, soit sous forme de douches, en raison de la répercussion qu'elles peuvent déterminer.

Nous avons toutefois fait, sous ce rapport, quelques exceptions auxquelles nous nous rapportons.

Ces eaux prises en boisson peuvent avoir quelque avantage dans la goutte externe, mais elles seront bien plus utiles dans certaines maladies de l'appareil respiratoire liées à cette diathèse.

Les bains doivent être interdits dans les maladies de ce dernier genre.

§ XVII.

EAUX MINÉRALES SALINES DANS LA GOUTTE.

Les *eaux minérales salines* reçoivent un nombreux contingent de goutteux, et maintes fois, comme l'annoncent leurs prospectus, ces malades y laissent leurs béquilles.

Là aussi les eaux sont employées en boisson, en bains, en douches.

La goutte y guérit; mais comment y guérit-elle si ce n'est par les bains et les douches?

L'eau en boisson n'y a pas plus de privilége qu'à Vichy et que dans les établissements d'eaux sulfureuses.

La goutte a guéri à l'extérieur, mais la diathèse persiste toujours, et si la goutte, après un temps plus ou moins long, ne reparaît pas sur les articulations, elle se porte sur les organes internes. Quelquefois même la métastase ne se fait pas longtemps attendre.

Voici quelques faits de ce genre:

« M.... âgé d'environ 50 ans, d'un tempérament
» lymphatique-sanguin, fatigué de souffrir depuis
» plusieurs années d'une goutte qui a son siége,
» tantôt aux articulations des pieds et des mains,

» tantôt aux grandes articulations, se décide à aller
» aux eaux de.... Il y prend bains et douches, et
» boit de l'eau.

» Séjour, trois semaines.

» A son retour, amélioration des douleurs arti-
» culaires, mais de temps à autre coliques intes-
» tinales violentes qu'il n'éprouvait pas aupara-
» vant.

» L'année se passe avec ces alternatives de dou-
» leurs articulaires et de coliques intestinales.
» L'appétit n'est plus le même qu'autrefois. Les
» digestions sont souvent pénibles. La constitution
» a déjà souffert.

» Retour, l'été suivant, aux mêmes eaux. —
» Même traitement à l'intérieur et à l'extérieur
» pendant encore trois semaines.

» Le résultat de ce nouveau séjour à.... est la
» disparition à peu près complète de la goutte ex-
» terne.

» Un peu plus tard les coliques sont devenues
» plus vives, presque continuelles; la région épi-
» gastrique et l'hypocondre droit sont douloureux;
» il y a de la diarrhée; l'appétit est nul; une petite
» fièvre hectique minc la constitution ; le déperis-
» sement est notable.

» Quelques mois après, gêne de la respiration;
» étouffement; mort. »

Le malade meurt et cependant les eaux de....
l'avaient guéri de la goutte — externe!

« Mlle...... âgée d'environ 45 ans, souffrait
» depuis environ 15 ans de douleurs qui avaient
» leur siége, tantôt aux grandes articulations des
» membres supérieurs ou inférieurs, tantôt aux
» petites articulations des pieds et des mains.

» Elle se rend eaux salines de....

» Même traitement par bains, douches, boisson.

» Amélioration notable des douleurs après un
» séjour de trois semaines environ.

» L'hiver suivant diminution notable de la vue
» de l'œil droit, puis de l'œil gauche. Aujourd'hui
» Mlle.... est atteinte d'une amaurose organique
» complète des deux yeux.

» Elle ressent, en outre, dans la tête un bruit
» continuel et très-incommode.

» Les douleurs articulaires existent toujours,
» mais moins vives qu'avant son voyage à.... »

« M...., âgé de 35 ans, de bonne constitution,
» était peiné de ne pouvoir marcher qu'avec une
» canne et même encore avec peine. Il avait des
» douleurs dans les articulations d'un pied; c'était
» tout.

» Il va aux eaux thermales salines de.... Trai-
» tement par les bains, les douches, la boisson.

» Résultat : guérison complète, santé entière.

» L'automne était à peine fini que M.... était
» tourmenté d'une toux continuelle, sèche, qui,
» deux ans plus tard existait encore malgré tous
» les moyens employés en pareil cas.

» A cette toux est venu se joindre quelque gêne
» de la respiration, et de temps à autre, comme
» par accès, un essoufflement qu'on ne peut que
» rapporter à l'asthme nerveux.

» On a cherché, mais en vain jusqu'ici, à rap-
» peler la goutte au pied. »

Ainsi, dans ces trois faits, les eaux salines ont été employées de toutes les manières : en boisson, en bains, en douches, et les malades ont éprouvé de l'amélioration ou même ont guéri, — du moins en apparence.

Est-ce à la boisson qu'il faut attribuer ce résultat? Personne certainement n'osera soutenir une pareille thèse.

L'amendement ou la guérison ont eu lieu par les bains et les douches, qui ont agi comme résolutifs.

La diathèse, plus ou moins affaiblie dans ses symptômes extérieurs, n'en a pas moins conservé toute sa puissance.

—

Nous ne doutons nullement que parmi les eaux que l'on place dans la classe des eaux salines, il n'y en ait qui ne puissent être utiles dans certaines maladies des organes des cavités splanchniques dépendant de la goutte, mais c'est surtout en boisson que nous concevons leurs avantages ; car, lorsqu'il s'agira des bains et des douches, nous donnerons la préférence aux eaux sulfureuses.

Il est cependant une maladie de nature goutteuse dans laquelle certaine de ces eaux salines employée en boisson, bains et douches, nous semble mériter la préférence ; nous voulons parler de la paraplégie arthritique suite des coliques intestinales. Dans cette maladie, nous donnerions la préférence aux eaux salines de Balaruc, dont la puissance, pour réveiller la vitalité du tissu nerveux, est constatée par une bien longue expérience.

C'est encore à ces eaux qu'il convient de recourir dans les cas d'hémiplégie, soit goutteuse, soit de toute autre nature, quand il n'y a pas toutefois de contre-indication à leur emploi.

Mais de combien de prudence ne faut-il pas s'entourer dans pareilles circonstances ! Que de précautions ne faut-il pas prendre par rapport aux bains et aux douches, soit dans la paraplégie, soit surtout dans l'hémiplégie ! Ne vaut-il pas mieux même généralement s'abstenir, dans cette dernière maladie, d'un moyen susceptible de faire courir tant de risques, et s'en tenir à la boisson seule ?

Du reste, c'est surtout en boisson que l'eau de Balaruc offre de l'avantage dans l'hémiplégie, soit en raison de ses propriétés purgatives, soit en raison de l'action excitante presque spécifique qu'elle exerce sur le système nerveux général, et sur le cerveau en particulier, action au moyen de laquelle la vie reparaît dans la portion de son tissu malade.

L'eau de la mer, qui par sa composition appartient à la classe des eaux salines, exige une mention à part, soit en raison de sa température, soit parce que l'on n'en fait pas usage en boisson, du moins ordinairement.

On a peine à croire que les bains de mer, dont la température est, dans la saison chaude, de 18 degrés centigrades environ pour la Méditerranée, de 15 pour l'Océan, aient pu être conseillés dans la goutte, et cependant rien n'est plus vrai.

Nous avons vu aux bains de mer, des goutteux, soit de notre littoral, soit de l'intérieur de la France, les uns venus de leur propre initiative, les autres envoyés par des hommes de l'art. Que pouvaient-ils en espérer?

Ils comptaient certainement sur autre chose que la température peu élevée de l'eau, qui en fait réellement un bain froid ; ils voulaient autre chose que cette succession d'une période de réaction à une période de spasme, de concentration; car s'ils n'eussent eu en vue que cet effet, ils se seraient dispensés d'un déplacement généralement peu agréable ; ils se seraient contentés d'un bain de rivière ou tout simplement d'affusions froides.

Ils comptaient probablement sur la composition chimique de l'eau, sur son absorption.

Ils ignoraient, sans nul doute, que la peau, ainsi que nous l'avons déjà signalé à propos des eaux de Vichy, est un instrument d'absorption bien faible, alors même que les conditions semblent les plus favorables, comme par exemple dans un bain à la température du corps et d'une heure environ de durée.

Cette absorption des principes médicamenteux contenus dans l'eau de la mer ne peut donc être que nulle, puisque la température en est si peu élevée, et que la durée d'un bain pour un goutteux ne peut être que d'un instant, à moins de vouloir l'exposer à une répercussion presque certaine. L'état de spasme qu'éprouve la peau dans la mer, s'oppose d'ailleurs à toute idée d'absorption, pour si minime qu'on la suppose.

Un bain froid pris dans la mer n'offre donc, lorsqu'il est de courte durée, que ce résultat : 1° période de spasme, de concentration ; 2° période de réaction. On ne doit pas compter sur autre chose. En face de ces conditions, il est nécessaire de placer les dangers auxquels il expose. Nous les tenons pour certains et très-considérables.

Nous pourrions citer plusieurs faits qui montrent d'une manière bien positive le danger de ces bains dans la goutte. Nous en avons fait connaître déjà un à propos de l'angine de poitrine, nous nous bornerons à ajouter le suivant :

« Un jeune homme de 25 ans, bien constitué,

» atteint de la goutte à un pied, goutte toutefois
» peu incommode, va à la mer avec quelques-uns
» de ses amis, par une chaude journée de juillet
» 1864.

» Il se met dans l'eau, et y reste environ un
» quart d'heure.

» Le lendemain, plus de goutte.

» Le surlendemain, douleurs aux dents, aux
» gencives, qui rendent la mastication impossible;
» douleur au gosier et gêne notable de la dégluti-
» tion; toux fréquente, respiration pénible, sans
» aucun symptôme toutefois de pneumonie.

» Mouvement fébrile peu prononcé.

» Prescription : cataplasme sinapisé embrassant
» tout le pied gauche. Même application sur le
» pied droit. — Ouate sur le tout.

» L'effet de ce moyen étant nul, on fait placer
» un vésicatoire à chaque jambe.

» Quelques heures après leur application, la
» goutte reparaît au pied gauche, et les divers
» symptômes du gosier, de la bouche, de la poi-
» trine s'amendent et disparaissent d'une manière
» rapide. »

Il avait ainsi suffi d'un bain de mer d'un quart d'heure pour changer une maladie jusque-là légère, jusque-là peu incommode, en une autre maladie d'une gravité menaçante.

Nous n'insisterons pas davantage sur ce sujet. Le danger des bains de mer dans la goutte est assez évident.

§ XVIII.

EAUX MINÉRALES FERRUGINEUSES DANS LA GOUTTE.

Les eaux minérales ferrugineuses sont peu employées dans la goutte. Cependant elles peuvent être utiles dans certains cas.

Elles seront utiles, dans la goutte externe, chez les sujets profondément affaiblis par telle ou telle cause, comme, par exemple, par des hémorrhagies abondantes, par des saignées intempestives, des purgatifs fréquents, par une alimentation débilitante, lorsque les moyens ordinaires, tels qu'un régime fortifiant, les ferrugineux, les amers, le quinquina, n'ont pu les remettre dans leurs conditions normales. Ces eaux, et les conditions hygiéniques nouvelles qui les accompagnent, peuvent avoir d'excellents résultats. La santé reparaît et la goutte prend une allure moins incommode.

Les eaux minérales ferrugineuses peuvent être encore d'une grande utilité dans la dyspepsie, dans l'engorgement du foie ou de la rate, de nature goutteuse, chez les sujets anémiques. Elles agissent sur l'état général, et elles ont une influence non moins manifeste sur l'état du foie, de la rate, du tube digestif.

Mais ce n'est qu'en boisson qu'il convient d'en faire usage; ce mode d'administration suffit. Les bains seraient au moins inutiles dans la goutte interne, ils seraient toujours dangereux dans celle qui est externe.

—

La goutte, chez les sujets anémiques, peut être compliquée de maladies du cœur et des gros vaisseaux, de maladies des organes respiratoires, comme, par exemple, de l'hémoptysie, de la phthisie pulmonaire.

Dans l'hypertrophie du cœur, dans l'anévrisme de la crosse de l'aorte, les eaux minérales ferrugineuses ne pourront que déterminer une excitation éminemment dangereuse. La contre-indication présentée par ces lésions locales fait taire généralement l'indication fournie par l'état général.

La contre-indication de ces eaux sera encore non moins formelle dans le cas d'hémoptysie. Les eaux minérales ferrugineuses, comme aussi les médicaments de même nature, sont tout ce qu'il y a de plus contraire, de plus nuisible dans cette maladie. Ils ne tardent pas à porter le feu dans la poitrine, et l'hémoptysie prend une énergie nouvelle. La phthisie pulmonaire est même fréquemment, dans de pareilles circonstances, la suite de l'usage de ces eaux ou de ces médicaments. Nous avons eu connaissance de quelques faits de ce genre ; nous n'en connaissons aucun dans lequel la moindre amélioration ait été le résultat de leur emploi.

La thérapeutique doit suivre, dans ce cas, une voie moins entourée de périls.

Quant à la phthisie pulmonaire compliquée de la goutte et d'un état anémique, nous la considérons comme la contre-indication la plus formelle à l'emploi, soit de ces eaux, soit des médicaments ferrugineux. Nous ne croyons pas qu'il puisse venir à l'esprit d'un médecin de faire une pareille prescription dans de telles conditions.

C'est à d'autres moyens qu'il faut avoir recours.

—

Les eaux minérales ferrugineuses peuvent convenir dans certaines névralgies, la névralgie faciale, par exemple, chez les sujets tout à la fois goutteux et anémiques. La constitution s'améliorant, les diverses fonctions se font mieux ; le système nerveux est tonifié ; la névralgie s'amende ou même guérit.

Dans divers cas, l'usage de ces eaux a fait reparaître la goutte articulaire, et la névralgie a subitement disparu.

—

Barthez conseille les eaux minérales ferrugineuses de Pyrmont, de Spa, de Pougues, dans l'affaiblissement nerveux qui domine chez les hommes affectés de la goutte; « mais, ajoute-t-il, la boisson » de ces eaux doit toujours être précédée d'éva- » cuations suffisantes. »

Nous ne sommes nullement de l'avis de Barthez par rapport à ces évacuations préalables ; nous n'y voyons que contre-indications et pas une indication.

Il y a contre-indication aux purgatifs dans cette circonstance, d'abord par toutes les conditions fâcheuses qu'ils sont susceptibles de produire, ainsi que nous l'avons déjà signalé, et, de plus, parce qu'ils ne peuvent que porter à un plus haut degré cet affaiblissement nerveux qu'il s'agit pourtant de faire disparaître.

§ XIX.

CONCLUSION.

De tout ce que nous avons dit sur l'emploi des eaux minérales dans la goutte, nous devons conclure :

Qu'elles ne pourront convenir en bains et en douches que dans certains cas exceptionnels que nous avons fait connaître, et que, dans ces cas, nous donnons, en général, la préférence aux eaux sulfureuses ;

Que ces eaux sulfureuses sont celles que l'on doit préférer en boisson dans certaines maladies des voies respiratoires dépendant du principe goutteux ;

Que les eaux de Vichy ne peuvent convenir qu'en boisson, et que c'est principalement dans certaines maladies de l'appareil digestif et dans la gravelle qu'elles peuvent être utiles ;

Que certaines des eaux dites salines peuvent avoir des avantages en boisson dans diverses maladies des cavités splanchniques liées au même principe ; — qu'elles peuvent aussi convenir en bains et en douches dans les cas que nous avons signalés, mais que généralement les eaux sulfureuses doivent leur être préférées ;

Que les eaux minérales ferrugineuses peuvent convenir chez les sujets anémiques, soit dans la goutte externe, quel que soit son siége, soit dans la goutte interne, à l'exception toutefois de certaines maladies du cœur, des gros vaisseaux et des voies respiratoires ; mais qu'elles ne peuvent guère être employées qu'en boisson.

Nous avons dit, en commençant, que la goutte était un ennemi avec lequel il fallait savoir vivre, nous ajouterons, en terminant, que c'est un ennemi qu'il faut *même caresser*.

FIN.

TABLE DES MATIÈRES.

Page.

§ Ier. Vichy en 1835. — le Dr Prunelle et le Dr Petit 7

§ II. Définition de la goutte. — Goutte externe. 10

§ III. Goutte interne 16

§ IV. Goutte larvée 40

§ V. La goutte peut-elle être produite par une autre diathèse? 49

§ VI. Emploi de l'eau commune dans la goutte. 51

§ VII. Eau de Vichy dans la goutte. — Théorie du Dr Petit 63

§ VIII. Eau de Vichy en boisson, — en bain, — dans la goutte externe 72

§ IX. Eau de Vichy en douche dans la goutte externe 80

§ X. Eau de Vichy en boisson daus la goutte interne 83

Page.

§ XI. Résumé par rapport aux eaux de Vichy... 94

§ XII. Eaux sulfureuses dans la goutte, — recommandées par Barthez.................. 96

§ XIII. Opinion de Barthez sur les bains et douches d'eaux sulfureuses dans la goutte. — Des purgatifs 102

§ XIV. Des cas qui peuvent réclamer l'emploi des bains et des douches d'eaux thermales sulfureuses.................................. 116

§ XV. Eaux sulfureuses, en boisson, dans la goutte interne............................ 126

§ XVI. Résumé par rapport aux eaux sulfureuses. 133

§ XVII. Eaux minérales salines dans la goutte.. 134

§ XVIII. Eaux minérales ferrugineuses dans la goutte.................................. 142

§ XIX. Conclusion.......................... 146

www.ingramcontent.com/pod-product-compliance
Ingram Content Group UK Ltd.
Pitfield, Milton Keynes, MK11 3LW, UK
UKHW031908260826
14628UKWH00003B/1058

9 782014 083644